Detox

- natürlich entgiften

Den Körper entschlacken und gesund abnehmen mit der Detox-Kur (inkl. Detox - Rezepte)

Navina W. Sommer

Inhaltsverzeichnis

Vorwort

Detox ist in aller Munde. Immer häufiger begegnet man diesem Begriff. Der Wunsch nach Gesundheit, Entgiftung und Entschlackung ist groß, auch wenn keine gesundheitlichen Beschwerden zugrunde liegen. Mit einer Detox-Kur

- wird der Körper gereinigt und entschlackt
- wird eine gesunde Abnahme unterstützt
- wird die Fettverbrennung angeregt
- wird der Stoffwechsel angekurbelt
- wird der Körper natürlich entgiftet
- werden Schwermetalle ausgeleitet
- werden Leber und Galle entlastet

Den Körper entgiften mit Obst und Gemüse

Dies erfolgt mit Hilfe von gesunden **Detox-Smoothies** und **Detox-Suppen**, **Bewegung** und **Entspannung**. Rezepte für Smoothies und Suppen, sowie für weitere Detox-Gerichte nach der Fastenkur, finden Sie in diesem Buch. Den Körper zu Hause zu entgiften ist mit der Detox-Entgiftungskur ganz einfach. Die Anleitung hierzu lässt sich individuell auf jede Lebenssituation anwenden. Die Entgiftung und Entschlackung des Körpers erfordert nicht viel Mühe und Zeit. Entscheiden Sie selbst, wie viele Tage Sie fasten und nur flüssige Nahrung aufnehmen und wann Sie die Entgiftung des Körpers mit leckeren Detox-Gerichten fortführen.

Doch warum befinden sich Giftstoffe in unserem Körper ? Was genau bedeutet “Detox” ? Wie funktioniert die Entgiftung

unseres Körpers und wie können wir ihn dabei unterstützen ?
Hilft Detox beim abnehmen ?
Das und vieles mehr möchte ich Ihnen in diesem Buch vermitteln.
Viel Spaß beim lesen !

Ihre Navina W. Sommer

Was ist Detox?

Unter dem englischen Begriff Detox versteht man die Ausleitung von Giftstoffen, die sich im Laufe der Zeit im menschlichen Organismus abgelagert haben. Auf deutsch wird Detox häufig als **Entgiftung** oder **Entschlackung** bezeichnet. Es gibt verschiedene Methoden für Detox, zum Beispiel Saftkuren, Heilfasten oder auch Darmspülungen und weitere Methoden. Daneben gibt es noch weitere Arten zu Entgiften. Doch warum entgiftet der Körper überhaupt?
Zur Beantwortung dieser Frage muss die heutige Ernährungsweise betrachtet werden. Ist der Körper aus dem Gleichgewicht, ziehen Schulmediziner den wichtigen Einfluss der Ernährung auf die Gesundheit jedoch immer noch nicht genug in Betracht. Dabei ist die Nahrung der Treibstoff, mit dem der Körper betankt wird. Kein Auto wird jedoch fahren, wenn es statt Benzin Olivenöl oder Butter erhält. Die meisten Menschen essen was ihnen schmeckt und sind dabei der Meinung, der Organismus werde sich aus diesem Angebot das holen, was er benötigt. Selbst wer sich darüber im Klaren ist glaubt, der Körper könne den Ernährungsmüll mit den ihm eigenen Mechanismen entsorgen. Es ist jedoch ein fataler Irrtum zu glauben, der Körper könne eine Fehlernährung auf Ewigkeiten kompensieren.

Detox beinhaltet daher auch die Möglichkeit, das eigene Ernährungsverhalten auf den Prüfstand zu stellen. Täglich sind moderne Menschen einer Fülle an Schadstoffen ausgesetzt. Zu Abgasen und Zigarettenrauch kommen noch die Gifte aus der Nahrung hinzu. Der Organismus kann ziemlich gut mit den Giftstoffen umgehen, die täglich auf ihn einprasseln. Um die

Organe vor den schädlichen Substanzen zu schützen und sie auszuleiten, stehen dem Körper verschiedene, ausgefeilte Mechanismen zur Verfügung. Dabei läuft der Entgiftungsprozess pausenlos, denn würde er seine Dienste einstellen, wäre das im wahrsten Sinne des Wortes lebensgefährlich. In der Regel läuft dieser Mechanismus reibungslos, doch gibt es immer wieder Phasen im Leben, in denen der Körper nicht mehr Herr all der zugeführten Schadstoffe wird und keine optimale Verstoffwechselung stattfindet. Wenn Giftstoffe und schädliche Substanzen nicht oder nicht vollständig ausgeschieden werden können, bleiben sie als Schlacken im Körper zurück und lagern sich ab. Vergleichbar ist dieser Prozess durchaus mit einer leichten, permanenten **Vergiftung**.

Diese schleichende Vergiftung ist nichts, was ins Auge fällt. Die Symptome entwickeln sich über einen gewissen Zeitraum und äußern sich in einer Vielzahl von Beschwerden, die nicht sofort mit Fehlernährung in Zusammenhang gebracht werden. Selbst wenn mehrere Symptome zusammen auftreten, schrillen nicht automatisch die Alarmglocken.

<u>Typische Erscheinungen, die auftreten, wenn der Körper "vergiftet" ist:</u>

- Antriebslosigkeit
- Darmprobleme
- Dauermüdigkeit
- fahle Hautfarbe
- Reizbarkeit

- Schlaflosigkeit und Schlafstörungen

Unkorrigiert kann dieser Prozess zu ernsthaften Krankheitsbildern führen. Um dem Körper und sich selbst etwas Gutes zu tun, kann der Organismus durch eine Kur beziehungsweise ein verändertes Ernährungsverhalten entgiftet und entschlackt werden. **Detox setzt den Körper sozusagen wieder auf Werkseinstellung zurück**. Die Verarbeitung der zugeführten Nahrung wird besser unterstützt, wodurch mehr Energie für andere biologische Prozesse zur Verfügung steht. Ein Detox-Programm verändert sowohl den Bezug zur Ernährung als auch zum Körper nachhaltig. Unabhängig davon, wie das aktuelle Befinden ist. Schon kurz nach der Umgewöhnung an die neue Ernährungsweise halten mehr Ausgeglichenheit, Zufriedenheit und Entspannung Einzug in den Alltag. Dieser Energieüberschuss ist einfach erklärt: durch die richtige Zufuhr an Lebensmitteln erhält der Körper nur das, was er wirklich braucht und optimal verstoffwechseln kann. Eine Änderung der Essgewohnheiten ist zunächst anstrengend und kostet zuweilen Überwindung, vor allem wenn es darum geht, liebgewordene aber auch quälende Süchte und Gewohnheiten abzustellen. Das Ergebnis lohnt sich jedoch, denn ein Detox-Programm stellt einen wichtigen Schlüssel zur Gesundheit dar, den jeder ganz leicht selbst in die Hand nehmen kann.

.

Wie kommen die Giftstoffe in den Körper?

Umweltgifte und Schwermetalle

Umweltgift ist ein Begriff, der immer wieder für Schlagzeilen sorgt. Doch was steckt dahinter? Jeder weiß zum Beispiel, dass Industrie- und Autoabgase schädlich für die Gesundheit sind. Schließlich käme niemand auf die Idee, frisches Obst und Gemüse von einem Feld zu beziehen, das direkt neben den permanent qualmenden Schornsteinen einer Fabrik liegt. Auch Schwermetalle sind etwas, das immer wieder durch die Medien geistert. Die Rede ist dann von Pestiziden in Lebensmitteln, Aluminium im Trinkwasser, Quecksilberbelastung in Meeresfischen oder Arsen im Reis. Daneben geht auch noch eine Gefahr aus von Chemikalien, die aus Textilien, Teppichböden und Möbeln ausdünsten sowie von Haushaltswaren und Kinderspielzeug mit den gefährlichen Weichmachern. Es lohnt, einen Blick auf die häufigsten Umweltgifte zu werfen und was sie mit dem Körper anrichten können.

Aluminium

Gelangt das Leichtmetall Aluminium in den Körper, wird es zwar meist mit dem Urin ausgeschieden, doch können sich Restbestände durchaus im Gewebe und im Gehirn anreichern. Dadurch kann die Entstehung von Krankheiten wie Alzheimer,

Blutarmut (Anämie), Hyperaktivität, Leberschmerzen, Muskelschmerzen, Nierenleiden und Osteoporose begünstigt werden. Aluminium ist in der Luft, in Lebensmitteln, Wassern, älteren Kochtöpfen, aber auch Impfstoffen enthalten. Silizium verhindert die Aufnahme von Aluminium im Gehirn, eine optimale Magnesiumversorgung die Anreicherung im Gehirn. Eine übermäßige Aufnahme an Kalzium begünstigt die Einlagerung von Aluminium. Es empfiehlt sich, Milchprodukte zu reduzieren. Auch Folsäure hilft zu verhindern, dass sich Aluminium anreichert.

Arsen

Bei Arsen handelt es sich um einen hochgradig krebserregenden Stoff, der die Entstehung von Hautkrankheiten begünstigt, aber vor allem Hautkrebs und weitere Krebserkrankungen auslösen kann. Arsen gilt weiterhin als ein Mitverursacher von Beschwerden des Herz-Kreislaufsystems, Diabetes und Neuropathie. Die Substanz ist in der Lage mehr als 200 Enzyme im Körper an ihrer Arbeit zu hindern und ihre Wirkung zu blockieren. Das bedeutet im schlimmsten Fall, dass die Zellen nicht mehr in der Lage sind, sich selbst beziehungsweise ihre DNA zu reparieren. Besonders tückisch ist dabei, dass Arsen die Teile im Organismus blockiert, die normalerweise für einen reibungslosen Ablauf der körpereigenen Entgiftungsmechanismen sorgen.

Blei

Blei wird zum Beispiel über das Trinkwasser aufgenommen, wenn ein Haus noch über ein sehr altes Rohrleitungssystem verfügt. Das Schwermetall wird im Darm resorbiert, wobei Kinder den Stoff deutlich stärker aufnehmen als Erwachsene. Aus dem Darm gelangt das Schwermetall in Leber und Nieren, danach ins Gehirn und letztendlich in das gesamte Nervensystem. Blei lagert sich in Knochen und Zähnen ab und kann bei Erwachsenen das Herz-Kreislaufsystem aus dem Gleichgewicht bringen, was sich zum Beispiel in Form von Bluthochdruck äußert. Der Stoff ist zudem in der Lage, die Plazentaschranke zu passieren, was zu einer Belastung des Ungeborenen führt. Das ebenfalls krebserregende Blei führt bei Kindern zu einer Verminderung des Intelligenzquotienten und Lern- und Konzentrationsstörungen. Das Gedächtnis wird ebenfalls beeinträchtigt.

Cadmium

Dünger auf der Basis von Phosphaten und Klärschlamm sorgen dafür, dass Cadmium sowohl in pflanzliche als auch tierische Lebensmittel gelangt. Daneben tragen Rauchen und Passivrauchen zu einer Cadmiumbelastung bei. In Leber und Nieren kann es durch Anreicherung des Schwermetalls zu gravierenden Schäden kommen. Cadmium verhindert, dass die Nieren Kalzium aus dem Urin resorbieren können, wodurch der Organismus den fehlenden Mineralstoff aus den Knochen abzieht. Dadurch erhöht sich das Risiko, an Osteoporose zu erkranken. Da Cadmium über dieselben Transportwege wie Eisen, Kalzium und Zink aufgenommen wird, kann es bei einem

Mangel an diesen Vitalstoffen zu einer übermäßigen Cadmiumaufnahme kommen. Um die Aufnahme von Cadmium zu verhindern, kann es daher helfen, die entsprechenden Mineralien als Nahrungsergänzungsmittel einzunehmen.

Dioxine

Da Dioxine nur schwer abbaubar sind, trifft man sie nahezu überall an. 90 Prozent des Dioxins werden vom Menschen über die Ernährung aufgenommen. Ein hoher Gehalt ist vor allem in tierischen, fetthaltigen Lebensmitteln nachweisbar, das heißt in Fisch, Fleisch und Milchprodukten. Dioxine beeinträchtigen den Hormonhaushalt, schädigen das Immunsystem, sind für die Entstehung von Krebs mitverantwortlich und führen bei Kindern zu Entwicklungsstörungen. Da Dioxine fettlöslich sind, reichern sie sich vor allem im Fettgewebe des Menschen an.

Pestizide

Kaum eine Woche vergeht, ohne dass Pestizide in den Nachrichten erwähnt werden. Organophosphorpestizide, die in der Landwirtschaft, aber auch zur Bekämpfung von Ameisen sowie in der Weinbau- und Forstwirtschaft benutzt werden, schädigen den Menschen quasi schon vor seiner Geburt. Beim Embryo führen sie zu Neuralrohrdefekten und bewirken Früh- und Fehlgeburten. Unter dem Einfluss von Pestiziden in der Schwangerschaft werden bei den Kindern später im Alter zwischen drei und zehn Jahren verstärkt Entwicklungsstörungen wie ein reduzierter Intelligenzquotient, ADHS oder Autismus diagnostiziert. Weiterhin gibt es einen Zusammenhang zu Atemwegserkrankungen wie Asthma oder diversen Lungenproblemen. Die Untersuchungen beziehen sich zwar auf Kinder, deren Mütter überdurchschnittlichen Mengen an Pestiziden ausgesetzt waren, doch sind daraus durchaus Rückschlüsse auf die normalen Pestizidmengen im täglichen Leben zu ziehen. Bei Erwachsenen beeinträchtigen Pestizide das Erbgut und die Zellteilung, schwächen das Immunsystem und begünstigen Krebszellenwachstum. Pestizide sind nicht nur in Lebensmitteln enthalten, sondern oft auch in Möbeln. Landwirte, aber auch Hobbygärtner sind besonders gefährdet.

Schimmelpilze

Wer aus Versehen einen verschimmelten Joghurt oder schimmeliges Brot isst, braucht nicht in Panik zu verfallen. Wenn der Körper überhaupt darauf reagiert, dann mit ein wenig Durchfall und die Sache ist vom Tisch. Gefährlicher sind die Schimmelpilze, deren Sporen überall in der Luft sind und die sich auch auf Lebensmitteln festsetzen. Das Heimtückische daran ist, dass diese Pilze nicht zu erkennen sind, aber einmal in den Körper gelangt, massiv die inneren Organe, vor allem Lunge und Leber angreifen können. Neben pilzbefallenen Lebensmitteln ist Schimmel vor allem im Wohnbereich problematisch. Wenn die Wände feucht sind, ist die Schimmelpilzgiftkonzentration in der Luft deutlich erhöht. Das begünstigt Allergien, eine dauerverstopfte Nase, Kopf- und Gliederschmerzen, ein geschwächtes Immunsystem, Lungenentzündung und Asthma. Bei Schimmelbefall hilft nur eine gründliche Sanierung der Wohnung oder ein Umzug. Heil-

und Mineralerde hilft, die Schimmelpilzgifte Mykotoxine zu binden, sodass der Organismus sie ausscheiden kann. Auch eine Detox-Kur leistet hier ganze Arbeit.

Künstliche Zusatzstoffe

Neben den Giftstoffen belasten industrielle Lebensmittelzusätze den Organismus. Einer Erhebung zufolge werden in Deutschland jährlich pro Kopf ungefähr 11 Kilogramm Bananen und 16 Kilogramm Tomaten verspeist. Dem stehen rund 19 Kilogramm industrielle Lebensmittelzutaten gegenüber. In diese Gruppe fallen Tütensuppen, Fixprodukte und Fertiggerichte aller Art. Enthalten sind künstliche Aromen, Emulgatoren, Geschmacksverstärker, Konservierungsstoffe, Säuerungsmittel, Stabilisatoren und vieles mehr, was nicht natürlich ist. Diese ganzen Zutaten sorgen für eine ansprechende Optik, eine lange Haltbarkeit und sind durchaus praktisch, doch die Nachteile sind so schwerwiegend, dass eine aus frischen Zutaten gekochte Mahlzeit die Zeitersparnis mehr als wett macht.

Die Lebensmittelchemikalien bewirken auch, dass die Produkte immer frisch und appetitlich aussehen, auch wenn die verwendeten Rohstoffe alles andere als hochwertig sind. So können die billigsten Zutaten geschmacklich und optisch gestylt werden. Der Verbraucher denkt, es handele sich um Premiumware und greift zu. Verborgen bleibt dabei, dass diese minderwertigen Zutaten oft mit Pestiziden und weiteren Giften, die in der konventionellen Landwirtschaft verwendet werden, verseucht sind. Die preisgünstigen Rohstoffe sind oftmals, wenn sie zu dem Endprodukt verarbeitet werden, alles andere als frisch. Statt frischem Fleisch gibt es pulverisierte Ware, Gemüse kommt aus der Konserve und Eier ebenfalls in Puderform. Diese prozessierten Waren haben, unabhängig von der Art der Verarbeitung, eines gemeinsam: einen Mangel an Vitalstoffen. Wird die Ernährung ausschließlich oder zum größten Teil aus diesen Fertigprodukten bestritten, lagern sich im Organismus nicht nur eine Menge unerwünschter Stoffe ab, sondern es treten auch alle möglichen Mangelerscheinungen auf. Viele Konsumenten sind sich dieser Tatsachen jedoch überhaupt nicht bewusst. Die Hersteller betreiben Augenwischerei, indem sie auf ihre Packungen "mit allen lebensnotwendigen" Vitaminen aufdrucken, doch auch hierbei handelt es sich um synthetische Stoffe, die auch nicht wirklich etwas gut machen können.

Ungesunde Fette und viel Zucker

Fett ist ein hervorragender Geschmacksträger und macht Lebensmittel haltbar. Die Zutat ist zudem sehr günstig und hat viele Kalorien. Sollte ein Hersteller doch einmal hochwertige Fette verwenden, werden diese durch die vielen Arbeitsschritte und hohe Temperatur bei der Herstellung von Fertigprodukten derartig verändert, dass auch nicht mehr viele positive Inhaltsstoffe übrig bleiben. Daneben steckt in Fertigprodukten vom Tomatenketchup bis zur deftigen Tütensuppe eine Menge Zucker. Raffinierter Industriezucker ist nicht nur daran beteiligt, Übergewicht und als Folgeerkrankung Diabetes auszulösen. Er schwächt zudem das Immunsystem, verursacht Schlafstörungen, Probleme mit den Zähnen, Müdigkeit, Depression, Magen-Darmprobleme und begünstigt einen Pilzbefall des Körpers. Viele greifen, um der Zuckerfalle zu entkommen, gerne nach sogenannten Lightprodukten. Dabei lässt der Süßstoff Aspartam während des Verdauungsprozesses extrem starkes Nervengift entstehen. Auch Saccharin und Cyclamat sind nicht besser, stehen sogar in dem Verdacht, Krebs auszulösen. Daneben sparen die Fertigprodukte auch

nicht an Salz. Die Folge ist ein Ansteigen des Blutdrucks und die Zunahme von Schilddrüsenerkrankungen, denn trotz des in jeder Kochsalzpackung zugesetzten Jods werden die Patienten nicht weniger. Im Gegenteil, viele leiden mittlerweile unter einer Jodunverträglichkeit, die sich durch Hautausschläge, Ruhelosigkeit, aber auch Potenzstörungen bemerkbar machen kann.

Konservierungsstoffe und Aromastoffe

Um ein Mindesthaltbarkeitsdatum überhaupt angeben zu können, müssen reichlich Konservierungsstoffe hinzugesetzt werden. Substanzen wie E310 bis E312 sowie E320 und E321 haben eine direkte Auswirkung auf das Blut und verändern es so, dass der Sauerstofftransport Schritt für Schritt weniger effektiv wird. Besonders Kinder reagieren sensibel auf Konservierungsstoffe, so sollen E280 bis E282 an der Ausbildung von Verhaltensauffälligkeiten von der Hyperaktivität bis zur Lernschwäche mit verantwortlich sein. Bei Erwachsenen treiben diese Stoffe Blutzucker und Cholesterin nach oben. Wieder andere Konservierungsstoffe lösen Allergien aus. Sulfite, wie sie gerne in Kartoffelchips verwendet werden, können im Verdauungstrakt Probleme vom Magengeschwür bis zur chronischen Darmentzündung auslösen. Bestimmte, extrem gefährliche Bakterien fühlen sich von Sulfiten geradezu magisch angezogen und folgen ihrer Einladung in den Darm bereitwillig. Ursprünglich richtet diese Bakterienart in Ölpipelines großen Schaden an, kann offensichtlich jedoch auch auf den menschlichen Organismus überspringen. Fertiggerichte brauchen Farbstoffe, um eine ansprechende Optik zu

gewährleisten. Auch diese können Symptome von Aufmerksamkeitsdefiziten bei Kindern bis zur Neurodermitis auslösen. In manchen Farbstoffen steckt ebenfalls Aluminium drin, allerdings muss dies gemäß EU-Verordnung nicht auf dem Etikett deklariert sein. Glutamat steht spätestens seit dem Chinarestaurant-Syndrom in einem schlechten Ruf. Hersteller versuchen den unbeliebten Zusatzstoff daher gerne zu umgehen. So tauchen auf dem Etikett dann Trockenmilcherzeugnisse auf, die viel Glutaminsäure enthalten, doch der Verbraucher bleibt ahnungslos. Glutamat schaltet das Sättigungsgefühl aus, kann jedoch auch Übelkeit, Erbrechen und Kopfschmerzen auslösen. Als Nervenzellgift kann Glutamat die Blut-Hirn-Schranke durchbrechen und Gifte direkt ins Gehirn transportieren. Teure Gewürze und echte Aromen sparen Hersteller gerne ein, daher werden am Ende des Produktionsprozesses meist künstliche Stoffe hinzugesetzt. Die Fantasie kennt dabei keine Grenzen, heute ist nahezu jedes Aroma vom Apfelstrudel bis zur Zabaione chemisch herstellbar. Zur Produktion werden Mikroorganismen, hauptsächlich Schimmelpilze, verwendet. Als ob das nicht genug wäre, sind viele Zutaten noch genmanipuliert. Die beliebte Zitronensäure ist ebenfalls ein Produkt aus Schimmelpilzen und wird gerne bei Marmeladen und Konserven aller Art verwendet. So kommen nicht nur die Pilze in den Körper, sondern die Zitronensäure macht die Darmwand durchlässig für Blei und Aluminium, die so leichter ins Blut gelangen. Zitronensäure wird mit Leber- und Nierenschäden, aber auch Alzheimer und Parkinson in Verbindung gebracht. Fertigwaren mit phosphathaltigen Säuerungsmitteln sind ebenfalls gesundheitsgefährdend. Die

Phosphate lagern sich in den Knochen ein, schwächen diese und begünstigen das Auftreten einer Osteoporose. Als ob die

Liste der gefährlichen Zutaten nicht ausreichen würde, haben die Fertigprodukte noch mehr auf Lager. Die Backofenpizzen und verpackten Nudelsossen enthalten Geliermittel, Verdickungsmittel, Emulgatoren, Backtriebmittel, Füllstoffe, Trennmittel und noch viele weitere Stoffe, die sich langfristig im Organismus einlagern und dort Schaden verursachen oder anderen Substanzen dabei helfen, leichter ihr Unwesen zu treiben.

Das körpereigene Entgiftungssystem

Detox im Organismus - die Biotransformation

Ohne körpereigene Entgiftungsmechanismen würde ziemlich bald das Licht auf Erden ausgehen, denn die Menschen würden an einer massiven Vergiftung versterben, noch bevor das erste Lebensjahr erreicht wäre. Jedes Lebewesen ist daher in der Lage, auf ausgefeilte, hoch effiziente Entgiftungsmethoden zurückzugreifen, die vor Schadstoffen, Giften und Schlacken schützen und diese ausleiten. Eine Entgiftung ist an jedem Ort im Körper möglich. So kann das Blut gereinigt werden, aber auch die Darmschleimhaut. Den Löwenanteil der Entgiftungsarbeit leistet jedoch die Leber. Denn hierher gelangt über die Pfortader jeder Schadstoff, der den Körper passiert oder der dort entsteht. Aufgabe der Leber ist nun, diese Gifte in mehreren Schritten in Substanzen umzuwandeln, die harmlos und wasserlöslich sind, sodass sie über die Nieren mit dem Urin wieder ausgeschieden werden können. Dabei kann die Leber auf die Hilfe von Enzymen und ganzen Enzymkomplexen zurückgreifen. Dieser Prozess wird als Biotransformation bezeichnet und kann, abhängig vom Giftstoff, bis zu drei verschiedene Phasen erforderlich machen.

Die erste Detox-Phase

Während dieser Phase leistet die Leber vor allem Vorarbeit für die eigentliche Entgiftung. Ziel ist es, die eingetroffenen Zell-, Nerven- und Stoffwechselgifte in eine chemische Form umzuwandeln, die anschließend leichter weiter verarbeitete werden können. So haben die Cytochrom P450 Enzyme die Aufgabe dafür zu sorgen, dass die Gifte wasserlöslich und somit unschädlich werden. Auch die Alkoholentgiftung findet gleich zu Beginn statt, die Enzymgruppe der Alkohol- und Aldehyddehydrogenasen sorgen für die entsprechende Umwandlung. Ein Enzym namens Glutathionperoxidase stürzt sich hingegen auf die Gruppe der Wasserstoffperoxide und anderer Peroxide, die über Zigarettenrauch, Abgase, Pestizide und Schwermetalle aufgenommen werden.

Die zweite Detox-Phase

Im zweiten Schritt wird die Wasserlöslichkeit der Gifte weiter erhöht, wobei die Leber sich ebenfalls auf diverse Enzyme verlassen kann. Die Enzymfamilie der UDP-Glukuronyltransferase sorgt dafür, dass Medikamentenrückstände, Umweltgifte, überschüssige Hormone und Vitamine sowie der Blutfarbstoff Bilirubin ausgeleitet werden. Besondere Bedeutung kommt der Enzymgruppe der Glutathion-S-Transferasen während dieser Phase zu. Sie sorgen dafür, dass Antibiotika, Pestizide, Quecksilber, Pharmazeutika sowie Gifte, die beim Rauchen freigesetzt werden, keine Chance haben, im Körper zu verbleiben. Als

Antioxidantien kümmern sich diese Enzyme im Verein mit ein paar Spurenelementen zusätzlich um den Zellschutz. Sie neutralisieren freie Radikale, die durch Dauerstress, Umweltgifte, Rauch und Strahlung entstehen und Verursacher von zahlreichen entzündlichen Prozessen im Körper sind, zum Beispiel von Rheuma, Parkinson und Alzheimer.

Die dritte Detox- Phase

Im letzten Arbeitsgang sind alle Giftstoffe nun soweit wasserlöslich gemacht, dass sie mit Blut, Gallenflüssigkeit oder Lymphe gen Ausscheidungsorgane abtransportiert werden können. Kleine Partikel werden einfach über die Nieren mit dem Urin ausgeschieden. Handelt es sich um größere Überbleibsel des körpereignenen Entgiftungsprozesses, verpackt die Leber diese in Gallenflüssigkeit. Anschließend werden sie über die Gallenwege in die Gallenblase transportiert und gelangen als nächstes in den Darm, wo sie mit dem Stuhlgang ausgeschieden werden.

Warum zusätzlich entgiften?

Der Körper ist prinzipiell in der Lage, sich selbst von allen möglichen Giftstoffen und Schlacken zu befreien. Doch die Menge an Stoffen von Chemikalien, Pestiziden, Schwermetallen und Medikamenten, die heutzutage im Umlauf sind, machen es ihm schwer, Herr der Lage zu bleiben. Oft ist der Organismus dem Ansturm der Giftstoffe nicht mehr gewachsen. Zu den ganzen Giftstoffen kommt auch noch eine extrem ungesunde Ernährungsweise mit Fertigprodukten, viel Zucker und Fett. Das moderne Leben ist außerdem geprägt von viel Stress und Bewegungsmangel. Der Körper versucht selbstverständlich, so gut wie möglich zu entgiften. Allerdings gelingt es ihm nicht mehr unbedingt, wirklich alle Substanzen auszuscheiden. Oder die Giftstoffe wieder zu entsorgen, bevor sie Schaden angerichtet haben. Ist aber erst einmal ein Problem durch Schlacken entstanden, muss der Körper noch härter arbeiten, um sie zu reparieren. Wenn ihm das nicht gelingt und die Schäden immer tiefgreifender sind, kommt es zu Zellveränderungen und möglicherweise zu Krebs. Wie viel Giftmengen im Organismus verbleiben, ist individuell unterschiedlich. Die Fähigkeit zu entgiften ist genetisch disponiert, das heißt, der Eine verfügt über schnellere Mechanismen als der Andere. Das ist im Grunde ähnlich wie mit der Verdauung. Manche haben jeden Tag Stuhlgang, andere alle drei Tage. Wird der Körper mit dem eingelagerten Gift jedoch nur noch schwer fertig, verlangsamt sich der Stoffwechsel, es kommt zu Übergewicht und schließlich zu chronischen Krankheiten wie Diabetes und Bluthochdruck.

Giftstoffe, die fettlöslich sind, lagern sich bevorzugt im Fettgewebe ein und wachsen über die Jahre und Jahrzehnte zu immer größeren Mengen. Diese Giftstoffdepots sind nach Einschätzung mancher Forscher Mitverursacher von Brustkrebs, Prostatakrebs und Leukämie. Das liegt daran, dass diese Krebsarten vor allem in fetthaltigem Gewebe wachsen. Hat sich im Körper gar ein ganzer Cocktail an Giftstoffen angereichert, sind Wechselwirkungen zwischen den einzelnen Schadstoffen möglich. Mit dem Resultat, dass dieser Verbund der Toxine noch viel schädlicher wirkt als ein Giftstoff alleine. Um den Körper zu unterstützen, ist es daher notwendig, regelmäßig eine Detox-Kur durchzuführen und auf Lebensmittel zu setzen, die entgiftend wirken.

Die Warnsignale des Körpers richtig deuten lernen

Fast kein Mensch ist heute mehr ohne Giftbelastung, denn es ist einfach nicht möglich, all den Schadstoffen zu entkommen, die in Form von Abgasen, industrieller Verschmutzung, belastetem Wasser und Nahrungsmitteln, Schwermetallen, Reinigungsmitteln und Textilien täglich auf die Bevölkerung einprasseln. Die Gifte können sich über Jahre ohne erkennbare Symptome im Organismus einlagern. Allerdings ist die schleichende Giftbelastung durchaus an gewissen Erscheinungen erkennbar, wenn man sie in den richtigen Kontext zu setzen weiß. Die Hauptgiftquellen sind Rückstände in der Nahrung von Fungiziden, Pestiziden und Herbiziden. Auch ungefiltertes Wasser weist diese Belastung auf. Impfstoffe und Zahnfüllungen enthalten Schwermetalle. Kleidung, Wohntextilien und auch Möbel können mit diversen Chemikalien belastet sein. Kosmetika und Reinigungsmittel sind ebenfalls oft belastet, dasselbe gilt für Medikamente, diverse Baustoffe und Farben, Dämmstoffe und Bodenbeläge. Plastikverpackungen, Kunststoffe und Plastikgeschirr können Weichmacher und andere schädliche Substanzen enthalten, das gilt auch für manches Kinderspielzeug. Wer sich ein Tattoo hat stechen lassen, bekam dabei ebenfalls Chemikalien verabreicht, die sich im Körper anreichern.

Jeder verfügt über eine spezifische Entgiftungsfähigkeit, die genetisch programmiert ist. Das erklärt, warum manche Menschen steinalt werden und unter keinerlei gesundheitlichen Problemen leiden, obwohl sie rauchen und Alkohol trinken, während andere schon Probleme bekommen, wenn sie ein Wochenende in einem schimmeligen Pensionszimmer verbringen. Einen Giftcocktail hat sich allerdings jeder auf die eine oder andere Weise zusammen gemixt. Dafür sorgen selbst bei der gesündesten Lebensweise die Abgase der Autos und der Industrie. Schlacken und Giftstoffe können sich überall im Körper anreichern. Sie treiben ihr Unwesen in Zellen und Nervensystem, aber auch im Blut, in der Leber und im Darm. Das bedeutet, es gibt eine breite Palette an Symptomen, die bei einer Vergiftung auftreten können. Akute Vergiftungserscheinungen kann ein Arzt sehr schnell diagnostizieren, da die Anzeichen sehr deutlich sind, wenn jemand eine Substanz als Überdosis eingenommen hat. Doch wenn durch Umwelt und Nahrung täglich Giftmengen in den Organismus gelangen, fällt es schwer, den tatsächlichen Verursacher nachzuvollziehen. Schon oft sind Patienten ohne Befund entlassen worden, die eigentlich zur Linderung ihrer Beschwerden lediglich eine Entgiftung gebraucht hätten. Folgende Symptome geben Anlass zu der Vermutung, dass es Zeit für eine Detox-Kur wird.

Anzeichen 1: Chronische Müdigkeit

Jeder Mensch ist einmal müde, auch ein paar Tage lang. Gründe können Stress und eine verschleppte Krankheit oder einfach ein Wetterwechsel sein. Das sogenannte Mittagsloch ist ebenfalls nicht dramatisch und menschlich. Wer jedoch nach genügend Nachtschlaf morgens nie in die Gänge kommt, chronisch müde ist und ein Leistungstief nach dem nächsten hat, sollte an eine Giftbelastung denken. Müdigkeit wird auch als Schmerzen der Leber bezeichnet und wenn selbst der Kaffee nicht mehr hilft, um wach zu werden, ist es an der Zeit, eine Detox-Kur durchzuführen, um die Leber und den gesamten Organismus zu stärken. Doch nicht nur die Leber alleine ist betroffen, das Hormonsystem gerät durch die übermäßigen Toxine ebenso aus dem Gleichgewicht wie das Immunsystem. Hinzu kommt, dass dem Körper gleichzeitig wichtige Mineralien und Spurenelemente fehlen, ein Flüssigkeitsmangel herrscht sowie zu wenig Bewegung vorliegt. Um dieser Müdigkeit zu entkommen, greifen viele zu noch mehr Kaffee und Zigaretten oder sogar Aufputschmitteln. Das verstärkt die Symptome jedoch, da so noch mehr Giftstoffe in den Körper gelangen.

Anzeichen 2: Diäten stagnieren

Unabhängig davon, ob nur ein paar überflüssige Pfunde weg sollen oder ein Drittel des Körpergewichtes – wenn bislang jede Diät und Ernährungsumstellung misslungen ist, dann kann das an zu vielen Giftstoffen im Körper liegen. Die Lösung, die Gewichtsabnahme wieder in Schwung zu bekommen, heißt dann Detox-Kur. Die Toxine wirken doppelt fatal. Denn sie beeinflussen das Hormonsystem, eine Gewichtsreduktion zu verhindern. Darüber hinaus lagern sich viele Giftstoffe im Fettgewebe ein, was für den Körper auch eine Art Schutzfunktion darstellt. Denn so sind die Schlacken relativ sicher deponiert. Der Körper weigert sich daher hartnäckig, seine schützenden Fettdepots herzugeben. Werden die Giftstoffe jedoch ausgeleitet, klettert auch die Anzeige der Waage kontinuierlich nach unten.

Anzeichen 3: Mundgeruch

Trotz regelmäßigem Zähneputzen, Zahnseide und Mundwasser riecht es immer noch übel? Wenn selbst Mundspray und Kaugummis nicht mehr gegen Mundgeruch helfen, kann eine Giftbelastung der Grund sein. Da sich die Giftstoffe überall im Körper verteilen, wird nicht nur die Darmflora, sondern auch die Mundflora belastet. Die Balance der Bakterien dort verschiebt sich zugunsten der schädlichen Fäulnisbakterien und die sorgen für den schlechten Atem. Auch wenn die Leber mit dem Abbau der Toxine nicht mehr fertig wird, kann sich das durch Mundgeruch äußern.

Anzeichen 4: Verstopfung

Giftstoffe bringen die Darmflora aus dem Gleichgewicht und die reagiert mit chronischer Verstopfung. Unbehandelt kann diese fehlende Balance, die mit dem medizinischen Fachbegriff Dysbiose bezeichnet wird, die Darmwand derart schädigen, dass Toxine leichter in den restlichen Organismus eindringen können. Die Dauerverstopfung hat allerdings noch weitere Nachteile. Da der Stuhl lange im Darm verbleibt, bevor die Ausscheidung erfolgt, haben die Giftstoffe jede Menge Zeit, in den Blutkreislauf zurückzukehren und für eine insgesamt höhere Toxinbelastung des Körpers zu sorgen. Die Folgen sind Dauerkopfschmerzen, Müdigkeit, unerklärliche Schmerzen und ein Reizmagen.

Anzeichen 5: Muskelschmerzen

Wer nach dem Sport oder einer längeren Wanderung Muskelschmerzen verspürt, muss sich keine Gedanken machen, denn nach einer Belastung ist das völlig normal. Treten allerdings aus dem Nichts heraus unerklärliche Muskelschmerzen auf, ist eine Giftbelastung im Rahmen des Wahrscheinlichen. Toxine reichern sich direkt im Muskelgewebe und den Gelenken an, wo sie schmerzhafte Schäden verursachen. Sie können ebenfalls Entzündungen hervorrufen, die im Verlauf chronisch werden.

Anzeichen 6: Hautprobleme

Akne, die wieder kommt, auch wenn die Pubertät schon Jahrzehnte zurückliegt? Auf einmal taucht unerklärlicher Juckreiz auf? Seltsame Hautausschläge machen das Leben schwer und eine Allergie liegt nicht vor? Treten solche Symptome auf, dann ist eine Giftbelastung sehr wahrscheinlich. Da gilt auch für Schuppenflechte oder wenn die Haut um die Augen herum permanent geschwollen ist. Die Haut als größtes Organ überhaupt stellt sich zur Entgiftung zur Verfügung, wenn Leber, Galle, Niere und Darm mit der Eliminierung der Schadstoffe nicht mehr hinterherkommen. Das hinterlässt Spuren.

Anzeichen 7: Veränderter Geruchssinn

Eine Geruchsempfindlichkeit trifft nicht nur Schwangere, sondern auch Menschen, die eine zu hohe Toxinbelastung im

Körper aufweisen. Eine Übersensibilität gegen bislang vertraute Gerüche vom Putzmittel bis zum Parfüm zeugt von einer Überempfindlichkeit gegen Chemikalien und ist ein Anzeichen dafür, dass der Körper sich gegen noch mehr Giftstoffe aufbäumt. Ganz eindeutig in Richtung Schadstoffbelastung geht es, wenn sich zur Geruchsempfindlichkeit noch Kopfschmerzen gesellen.

Daneben gibt es noch weitere körperliche Warnsignale, die auf eine zu hohe Giftkonzentration im Körper schließen lassen. Dazu zählen: Einschlaf- und Durchschlafstörungen, Gelüste und Heißhunger, übermäßiges Schwitzen, Konzentrationsstörungen, Gallenkoliken, vermehrte Fetteinlagerungen am Bauch, Depressionen, Migräneattacken sowie ein schwaches Immunsystem.

Detox-Kuren gestern und heute

Schon im Altertum wusste man die wohltuende Wirkung einer Detox-Kur auf den Organismus zu schätzen. Im indischen Ayurveda, einer der ältesten Medizintraditionen der Welt, beginnt fast jede Behandlung mit einer Entgiftung oder wendet diese zur Prävention von Krankheiten an. Dabei gibt es nicht nur eine Maßnahme, um den Körper zu entschlacken. Das Ayurveda kennt die Darmreinigung, aber auch Trinkkuren, Ölgüsse und bewusst herbeigeführtes Erbrechen. Daneben sind bestimmte Ernährungshinweise zu befolgen. Auch aus der Traditionellen Chinesischen Medizin (TCM) sind diverse Entgiftungsmaßnahmen überliefert, die von Teekuren bis zum Anregen der Körpersäfte reichen. Hippokrates, der Vater der europäischen Medizin wandte bei seiner Entgiftungskur verschiedene Techniken an, die als fünf Kardinalmethoden bekannt wurden, darunter waren Abführen, Aderlass, Erbrechen, Kautherisation, das Herbeiführen künstlicher Wunden, sowie Schwitzen. Diese Methoden wurden das gesamte Mittelalter bis hinein in die frühe Neuzeit praktiziert. Im 19. Jahrhundert arbeitete Kräuterpfarrer Sebastian Kneipp mit Entgiftungskuren. Vom Begriff Detox war man damals allerdings noch weit entfernt. Ohnehin ist Detox in den letzten Jahren zum Trend geworden, zahlreiche verschiedene Kuren sind auf dem Markt und nicht alles ist dabei Gold, was glänzt. Als wirksam und beliebt haben sich die folgenden Methoden herausgestellt:

- Nierenreinigung
- Leberreinigung
- Lymphreinigung
- Ayurvedische Panchakarma-Kur

- Saftkuren

Daneben gibt es spezielle Entgiftungskuren, deren Ziel das Ausleiten bestimmter Schwermetalle im Körper ist und die von einem Heilpraktiker oder spezialisierten Schulmediziner durchgeführt werden.

Wie kann der Körper beim Entgiften unterstützt werden?

Gesundheit ist eine ganzheitliche Sache, daher hilft es wenig, über ein paar Tage oder Wochen eine Entschlackungskur zu machen und danach wieder in den alten, ungesunden Trott zu verfallen. Selbst wer an sich noch keine Symptome einer latenten Vergiftung bemerkt, ist gut damit beraten, bestimmte Dinge für den Alltag zu beherzigen, damit es gar nicht erst zu weiteren Symptomen und gesundheitlichen Problemen kommt.

Doch wie lässt sich der Körper konkret im Alltag bei der Entgiftung unterstützen?

- Obst und Gemüse werden am besten frisch, regional und in Bioqualität eingekauft, um eine Schadstoffbelastung zu vermeiden.
- Die Lebensmittel werden so ausgewählt, dass sie schon von alleine eine entgiftende Wirkung auf den Organismus haben. Dazu zählen unter anderem Kohlsorten, Sprossen, Zwiebeln, Knoblauch und alle Sorten grünes Blattgemüse.
- Produkte aus Weißmehl sind zu meiden, stattdessen besser auf Mehl, Backwaren und Pasta aus Vollkornmehl zurückgreifen.
- Lebensmittel, die Industriezucker oder den Fruchtzucker Fructose enthalten, bleiben künftig im Regal.

- Konserven, Fertiggerichte, Fixprodukte und alles, was eine Zutatenliste voller Geschmacksverstärker und Konservierungsstoffe aufweist, wandert nicht mehr in den Einkaufskorb.
- Auch durch Kosmetikprodukte, Reinigungs- und Waschmittel gelangen Schadstoffe in den Körper. Hier auf chemiefreie Naturprodukte zu setzen hilft, die Belastung so gering wie möglich zu halten.
- Regelmäßige Saunabesuche helfen, Schlacken auszuschwitzen.
- Wasserlösliche Gifte werden leichter aus dem Körper geschwemmt, wenn ausreichend getrunken wird. Am besten ist pures Wasser, doch auch ungesüßte Kräutertees eignen sich, um den Flüssigkeitsbedarf zu decken. Die Trinkmenge sollte täglich mindestens zwei Liter betragen.
- Die Genussgifte Kaffee, Alkohol und Nikotin sind zu meiden.
- Ausreichend Bewegung sorgt dafür, den Kreislauf und das Lymphsystem auf Trab zu halten. Das bedeutet, dass Lymphsystem sorgt dafür, dass viele Gifte schon unschädlich gemacht werden und rasch zur Ausscheidung an den Darm abgegeben werden. Wer lange sitzt, tut seinem Lymphsystem keinen Gefallen. Das wird träge und dementsprechend langsam funktioniert dann auch die Ausleitung der Giftstoffe. Daher gilt es, auch bei sitzender Tätigkeit jede Möglichkeit zur Bewegung zu nutzen.

- Nachts sammeln sich viele Schlacken im Mundbereich an. Aus dem Ayurveda kommt die Tradition des Ölziehens. Jeden Morgen nach dem Aufstehen wird ein Teelöffel Oliven- oder Kokosöl ohne zu schlucken 10–15 Minuten im Mund hin und her bewegt und anschließend in ein Papiertaschentuch gespuckt. Aufgrund der vielen darin enthaltenen Giftstoffe sollte das Öl nicht in den normalen Wasserkreislauf gelangen.
- Magnesium unterstützt den körpereigenen Entgiftungsprozess und kurbelt zudem die Verdauung an.
- Wenn Antioxidantien wie Aronia, Gerstengras, Kurkuma oder Vitamin C als Nahrungsergänzungsmittel eingenommen werden, schützt das die Zellen vor oxidativen Stress und hilft, die Giftbelastung zu reduzieren.
- Beim nächsten Gang zum Zahnarzt sollte der Mundraum auf Entzündungen untersucht werden, da auf diese Weise ungefiltert viele Bakterien und weitere Schadstoffe in den Organismus gelangen können. Auf den Prüfstand gehören auch die Zahnfüllungen. Füllungen auf der Basis von Amalgam und Quecksilber gehören unbedingt ausgetauscht, daneben empfiehlt es sich unter Umständen, beim Heilpraktiker eine Ausleitung durchführen zu lassen.
- Eine Darmreinigung sorgt für eine gesunde Darmflora, mit der die Darmwände vom Giftstoffbefall kuriert und die Verdauung angeregt wird. So kann die Ausleitung der Gifte via Stuhlgang vorangetrieben werden. Lesen Sie hierzu die Leseprobe am Ende des Buches **Darmsanierung: Der Weg zum gesunden Darm**

- Wer unter Verstopfung leidet, kann die Ausscheidung mit natürlichen Maßnahmen unterstützen. Es eignen sich je nach Geschmack und Wirksamkeit Pflaumensaft, Flohsamenschalen, Leinsamen oder Sauerkraut.
- Genügend Schlaf und Entspannung helfen dabei, den Körper so fit zu halten, dass die Entgiftungsmechanismen wieder auf Hochtouren laufen können. Nachts sollte das Fenster beim Schlafen geöffnet sein, damit die abgeatmeten Gifte entweichen können und nicht gleich wieder eingeatmet werden.
- Eine ausreichende Versorgung mit Mineralstoffen und Spurenelementen unterstützt den Organismus bei der Entgiftung. Unabdingbar sind die Vitamine A, B, C und E. Auch die einzelnen Antioxidantien und Probiotika helfen, den Körper zu entschlacken. Mariendistel ist das traditionelle Entgiftungsmittel der Naturheilkunde. Der Saft der Pflanze reduziert den Stresslevel der Leber, stärkt die Regeneration der Leberzellen und schützt das Organ vor toxinbedingten Schäden. Mineralerden wie Bentonit und Zeolith binden die Schlacken und sorgen dafür, dass sie über den Darm leicht ausgeschieden werden können. Bitterstoffe wie in Artischocke, Ingwer, Curry oder Senf helfen den Gallenfluss zu fördern. Artischocke unterstützt ebenfalls die Leberfunktion.

Detox und Abnehmen

Eine Entschlackungskur wird gewöhnlich nicht durchgeführt um abzunehmen, obgleich es im Verlauf zu Gewichtsverlusten kommen kann. Wenn die Abnahme stagniert hat, ist es auf jeden Fall sinnvoll, eine Detox-Kur durchzuführen, da nachher die Pfunde wieder leichter purzeln. Nicht zu verwechseln ist damit die **Detox-Diät**, die in den letzten Jahren viele Anhänger gefunden hat. Dabei geht es zwar auch um das Entgiften und Entschlacken des Körpers, doch im Fokus steht ganz klar der Gewichtsverlust. Unterschiedliche Diätpläne mit verschiedener Dauer sind von der Detox-Diät im Umlauf. Alle haben gemeinsam, dass sie von der Annahme ausgehen, zucker- und eiweißreiche Kost bringe den Körper dazu, vermehrt Fettpolster anzusetzen. Mit der Detox-Diät werden die Verdauungsorgane entlastet, was zu einem Energieschub des Körpers führt. Die Detox-Diät kann auch als moderne Variante des klassischen Heilfastens interpretiert werden.

Die Detox-Diät besteht aus einer Fasten- und einer Aufbauphase, wobei die Dauer der ersten Phase von 3 Tagen bis zu drei Wochen reichen kann. Während dieser ganzen Zeit ist feste Nahrung nicht gestattet. Erlaubt sind stattdessen frisch gepresste Obst- und Gemüsesäfte, Smoothies und Gemüsesuppen. Darüber hinaus wird empfohlen, bestimmte Nahrungsergänzungsmittel zu sich zu nehmen, um optimal mit Vitaminen und Spurenelementen versorgt zu sein. Indem die Smoothies und die Säfte über den Tag verteilt in kleinen Portionen zu sich genommen werden, wird der Prozess der Entgiftung und Entschlackung angeregt. Die Trinkmenge sollte täglich mindestens 2,5 Liter, besser sogar 3 Liter betragen. Erlaubt sind stilles Wasser und ungesüßte Tees. Kaffee,

Alkohol, Softdrinks, Milch und Milchgetränke sowie Zigaretten und Tabak sind in der Fastenphase der Detox-Diät nicht gestattet.

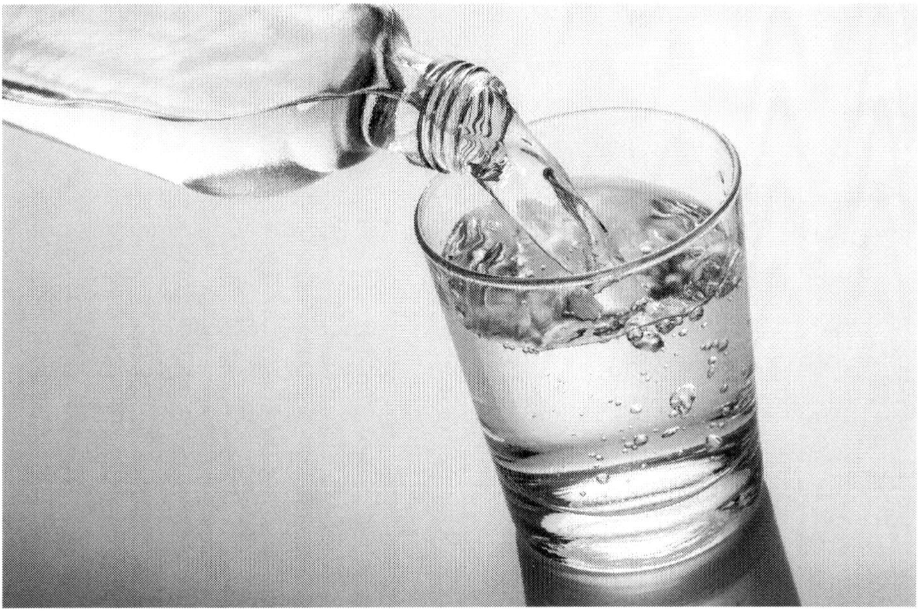

In den ersten Tagen der Diät können Kopfschmerzen, Kreislaufprobleme und ein allgemeines Gefühl der Schwäche auftreten. Das liegt an der Umstellung, die der Körper jedoch nach drei Tagen problemlos bewältigt haben sollte. Auch wenn es schwerfällt helfen Spaziergänge an der frischen Luft, Bürstenmassagen und Wechselduschen, den Kreislauf zu beleben. Leberwickel können in das Programm integriert werden, um die Giftausscheidung zu unterstützen. Wer gar nicht fasten kann oder will, hat die Möglichkeit, auf eine Variante der Detox-Diät zurückzugreifen, die neben den Säften und Smoothies auch Gerichte aus Gemüse und Obst zulässt.

Das hat sich besonders bei Berufstätigen bewährt, um die Leistungsfähigkeit den Tag über zu erhalten und ist auch **das in diesem Buch befürwortete Konzept**.

An die Fastenphase der Detox-Diät schließt sich die Aufbauphase an. Feste Nahrung wird nun wieder Schritt für Schritt in den Alltag integriert. So wird die flüssige Ernährung am ersten Tag der Aufbauphase noch beibehalten, lediglich mittags wird ein kleiner Salat oder gedünstetes Gemüse gegessen. Am nächsten Tag wird Obst integriert, dann Haferflocken bis am Ende der Woche wieder alle Mahlzeiten in fester Form erfolgen. Fette und süße Speisen sind weiterhin zu meiden. Durch das Fasten werden sich die Portionsgrößen verändert haben, die körpereigene Sättigungsbremse funktioniert nun schneller.

Die Mutter aller Detox-Diäten: Die Kur von Dr. Yu

Ob die zahlreichen Detox-Diäten auf dem Markt halten, was sie versprechen, ist zu wenig durch Studien belegt. Anders sieht das bei der Urmutter all dieser Kuren aus, die von dem US-amerikanischen Entgiftungsexperten Dr. George Yu stammt. Hier liegen etliche Fallstudien und kontrollierte Untersuchungen vor. Ursprünglich hatte der Mediziner die Kur für schwer Kranke entwickelt, die zum Beispiel im Vietnamkrieg Vergiftungserscheinungen davongetragen hatten. Die Detox-Kur wurde auch bei den Rettungskräften eingesetzt, die nach dem 11. September 2001 am Ground Zero tätig waren und bei ihrer Arbeit einer hohen Belastung von Asbest, Dioxinen, Benzol und anderen Giftstoffen ausgesetzt waren. Die Original Detox-Kur von Dr. Yu wird über den Zeitraum von vier Wochen durchgeführt und setzt sich aus vier Bausteinen zusammen.

Erster Baustein: Vitamin B3

Niacin, besser bekannt als Vitamin B3 wird über den gesamten Kurzeitraum in hohen Dosen eingenommen. Dabei wird die Anfangsdosis von 20 mg auf insgesamt 200 mg am Tag gesteigert. Vitamin B3 sorgt für eine Beschleunigung der Lipolyse. Darunter versteht man die Auflösung von Fettzellen, die durch die Gabe von hochdosiertem Vitamin B3 geöffnet werden. Das Niacin schwemmt jedoch auch die in den Fettzellen gespeicherten Gifte heraus. Vitamin B3 erweitert die Gefäße, was durchblutungsfördernd wirkt und ebenfalls Histamine freiwerden lässt. Daher kann es kurz nach der Einnahme zu leicht geröteter und erwärmter Haut sowie

Juckreiz kommen, was sich jedoch binnen einer Stunde wieder erledigen sollte.

Zweiter Baustein: Bewegung

Direkt nach der Einnahme sollte eine **halbe Stunde Sport** gemacht werden, um die Giftmobilisierung und Ausschwemmung zu unterstützen. Hierfür eignet sich jede Sportart, auch Radfahren auf dem Heimtrainer oder Hüpfen auf einem Minitrampolin.

Dritter Baustein: Sauna

Kurbegleitend ist es notwendig, nach dem Sport **für 40 Minuten in die Sauna** zu gehen. Im Idealfall kann auf eine Infrarot-Sauna zurückgegriffen werden, da diese sehr sanft, aber gleichzeitig effektiv die Entgiftung unterstützt. Nicht jeder verträgt sofort 40 Minuten in der Sauna, daher ist eine Aufteilung in zwei Saunagänge à 20 Minuten möglich. Täglich sollten jedem Gang fünf Minuten zugegeben werden, bis einheitliche 40 Minuten erreicht sind.

Vierter Baustein: Heilerde

Nach der Sauna wird mit viel Wasser ein Bindemittel in Form von Heilerde eingenommen. Dr. Yu empfiehlt dazu **Bentonit**, es eignen sich jedoch auch Aktivkohle oder Zeolith. Auf einen Esslöffel Bentonit muss mindestens ein halber Liter Wasser getrunken werden. Hinzu kommt die in der Saune ausgeschwitzte Wassermenge, die pro Viertelstunde 250

Milliliter beträgt. Die Mineralerde bindet alle noch nicht ausgeschwitzten Giftstoffe und leitet sie über den Darm aus.

Fünfter Baustein: Fasten

Nach der Einnahme der Heilerde sollte dem Körper nichts zugeführt werden über einen Zeitraum von sechs Stunden. Danach kann eine leichte Mahlzeit in Form eines Smoothie oder einer Detox-Suppe eingenommen werden.

Fazit

Die Kur von Dr. Yu ist zwar hoch effektiv, um den Körper von allen möglichen Schlacken und Giftstoffen zu befreien, doch **in den normalen Alltag nur schwer integrierbar**. Wer sein Gewicht reduzieren möchte und gleichzeitig den Körper reinigen möchte, fährt daher gut mit der modernen Detox-Diät und einer Fastenphase bis zu drei Wochen und kombiniert dazu Elemente aus der Kur von Dr. Yu. So kann der tägliche Sport auch am Abend nach der Arbeit stattfinden, genau wie Saunabesuche. Schon ein Saunabesuch pro Woche bringt den Stoffwechsel auf Trab. Auch die Mineralerde kann leicht eingenommen werden, am besten am Morgen, wobei die dazu empfohlene Trinkmenge unbedingt einzuhalten ist. Unterstützend kann ebenfalls ein Vitamin B3-Präparat eingenommen werden. Unabhängig, ob sich für eine angepasste Detox-Kur oder die Originalversion von Dr. Yu entschieden wird, die zwar hauptsächlich zu Therapiezwecken konzipiert wurde, durch das Fasten jedoch trotzdem einen Gewichtsverlust mit sich bringt, ist zu beachten, dass derartige Maßnahmen nichts bringen, wenn danach nicht konsequent die **Ernährung umgestellt** wird und Detox-Lebensmittel regelmäßig auf den Tisch kommen.

Der Einstieg: Tipps und Rezepte für die Detox-Fastenphase

Die Detox-Fastenphase ist unkompliziert auch in einen stressigen Tagesablauf zu integrieren, wenn einige grundlegende Regeln beachtet werden, wie zum Beispiel die Trinkmenge pro Tag, die zwei Liter nicht unterschreiten sollte. Nach dem Aufstehen sollte zudem ein Glas Wasser (am besten warmes) mit frischem Zitronensaft getrunken werden, um die Fettverbrennung anzukurbeln. Den Tag über gibt es Smoothies, diese können auch schon am Morgen gemixt und mit zur Arbeit genommen werden. Die Zusammenstellung kann nach Lust und Laune erfolgen, zulässig sind folgende Lebensmittel:

Obstsorten

- Apfel
- Birne
- Orange
- Zitrone
- Grapefruit
- Beeren
- Papaya
- Avocado
- Mango
- Kiwi
- Banane
- Erdbeeren

Gemüsesorten

- Zucchini
- Paprika
- Kohlrabi
- Grünkohl
- Kohl
- Artischocke
- grüner Spargel
- Rote Beete
- Möhre
- Gurke
- Blumenkohl
- Brokkoli
- Aubergine
- Spinat
- Sellerie

Angereichert werden dürfen die Smoothies mit

- Ingwer
- frischer Minze
- Weizengras
- Chiasamen
- frischem Zitronensaft

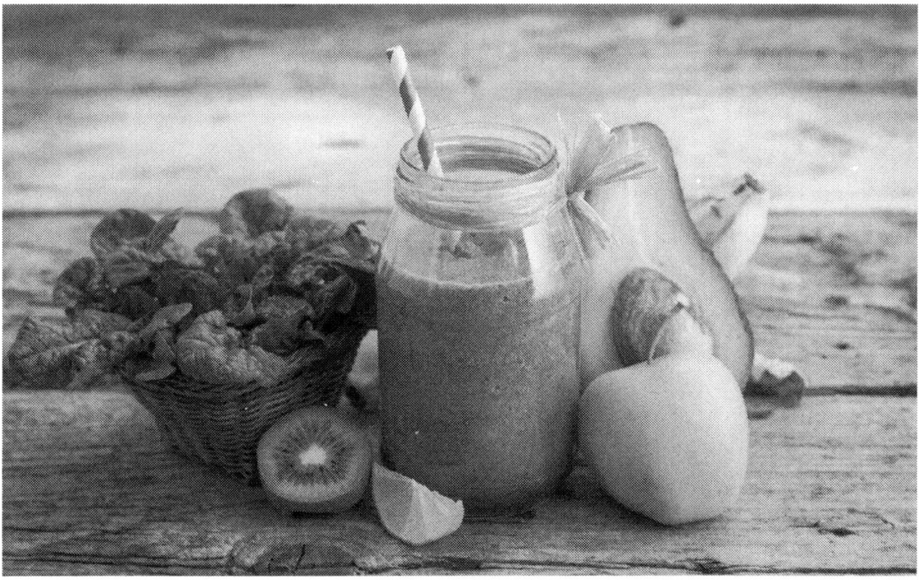

Vor allem **Spinat** ist das **Power-Detox** schlechthin, weshalb er in keinem Smoothie fehlen sollte. Ohnehin weisen **grüne Smoothies** den höchsten Vitalstoffgehalt auf. Als Faustregel gilt, dass der perfekte Detox-Smoothie aus einem Drittel grünem Blattgemüse, einem Drittel Obst und einem Drittel Wasser besteht. Die folgenden Rezepte sind für jeweils zwei Portionen. Alle Zutaten werden in einen Standmixer oder Smoothie Maker gegeben und bis zur gewünschten Konsistenz püriert. **Wer es flüssiger mag, gibt mehr Wasser dazu**, im Sommer sorgen Eiswürfel für den Frischekick und machen die Konsistenz schön sämig. Die Smoothies werden morgens, mittags und abends getrunken. Die Möglichkeit der Variationen ist schier unendlich.

Smoothies

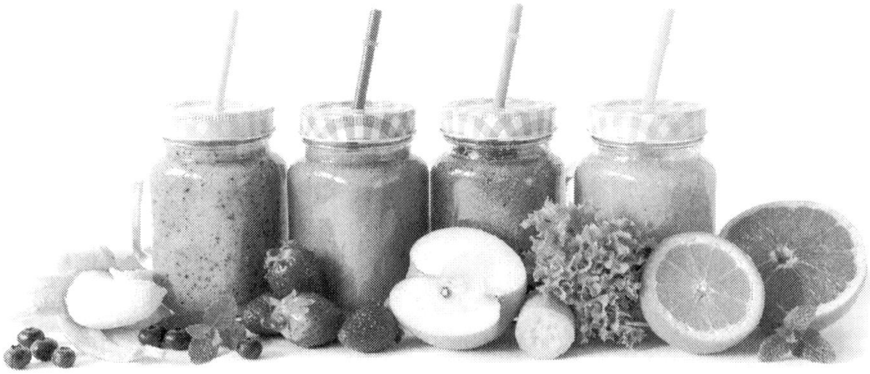

Super-Detox-Smoothie

- 1 handvoll Spinat
- 1 handvoll Obst nach Wahl
- 1 Banane
- 1 Apfel
- ca. 250 ml Wasser (je nach gewünschter Konsistenz)

Traubenpower

- 2 handvoll Spinat,
- 1 handvoll Trauben,
- 1 Apfel
- ca. 250 ml Wasser (je nach gewünschter Konsistenz)

Green Power Smoothie

- 1/2 Banane
- 1 Kiwi
- 1 Birne
- 1 handvoll Grünkohl (alternativ Spinat)
- ½ Gurke
- Saft von ½ Limette
- etwas Zimt
- ca. 250 ml Wasser (je nach gewünschter Konsistenz)

Mangotraum

- 2 handvoll Spinat
- ½ Mango in Stücken
- 1 Apfel
- ca. 250 ml Wasser (je nach gewünschter Konsistenz)

Ananas-Detox

- 2 handvoll Spinat
- 1 Tasse Ananasstücke
- 1 Apfel
- ca. 250 ml Wasser (je nach gewünschter Konsistenz)

Möhren-Smoothie

- 1 handvoll Spinat
- 1 Karotte
- Saft von ½ Zitrone
- 1 Apfel
- 1 handvoll Trauben
- ca. 250 ml Wasser (je nach gewünschter Konsistenz)

Matcha-Kick

- 1 grüner Apfel
- 1 handvoll Spinat
- 2 Kiwis
- Saft von ½ Zitrone
- 1 TL Matcha-Pulver
- ca. 250 ml Wasser (je nach gewünschter Konsistenz)

Avocado-Drink

- 1/2 Avocado
- 2 Scheiben frische Ananas
- ½ Bund Petersilie
- Saft von ½ Zitrone
- ca. 250 ml Wasser (je nach gewünschter Konsistenz)

Karotten-Apfel-Mix

- 1 Karotten
- 1 Äpfel
- 1 Stk. Ingwer (ca. 1 cm)
- Saft von 2 Orangen
- Saft von ½ Zitrone
- ca. 200 ml Wasser (je nach gewünschter Konsistenz)

Grüne Vitaminbombe

- 1/2 Avocado
- 2 Kiwis
- 1 Banane
- etwas Zitronensaft
- ca. 250 ml Wasser (je nach gewünschter Konsistenz)

Beerige Erfrischung

- 200 g TK-Himbeeren
- 1/2 Mango
- Saft von 1 Orange
- ca.. 250 ml Wasser (je nach gewünschter Konsistenz)

Apfel-Spinat-Smoothie

- 1 Apfel
- 1 Banane
- 2 handvoll Spinat
- ½ TL Kokosöl
- 100 ml naturtrüber Bio-Apfelsaft
- ca. 250 ml Wasser (je nach gewünschter Konsistenz)

Frucht-Avocado-Smoothie

- 150 ml frisch gepresster Orangensaft
- 1/2 Avocado
- 1 handvoll Blaubeeren
- 1 Karotte
- 1 Banane
- 1 TL Chia-Samen
- ¼ TL gemahlenes Kurkuma und 1 Prise Pfeffer
- ca. 100 ml Wasser (je nach gewünschter Konsistenz)

Heidelbeer-Shake

- ½ Avocado
- 1 Hand voll TK-Heidelbeeren
- 2 Kiwis
- 1 Orange
- ca. 250 ml Wasser (je nach gewünschter Konsistenz)

Der Einkauf von frischen Lebensmitteln

Leckere und abwechslungsreiche Smoothies aus frischem Obst und Gemüse, in einer guten Qualität, sind auf Dauer nicht billig. Allerdings sollte an der Gesundheit nicht gespart werden. Hier sind dennoch einige Tipps, wie Sie die Ausgaben etwas eingrenzen können:

- Angebote kaufen
- Saisonale Produkte kaufen
- Großpackungen auf Vorrat kaufen (z.B. Karotten, Äpfel)
- auf dem Markt einkaufen
- kurz vor Ladenschluss in die Geschäfte gehen. Manchmal bekommt man verderbliche Waren dann günstiger.

Smoothies und Suppen

Wer gerne ein warmes, herzhaftes Gericht am Tag zu sich nimmt, der kann zusätzlich zu den Smoothies auch Gemüsesuppen kombinieren.
Mindestens für einige Tage sollte zu Beginn nur flüssige Nahrung auf dem Speiseplan stehen, danach können weitere Lebensmittel kombiniert werden.

Fastenphase

Detox bedeutet die Entgiftung des Körpers. Bestimmte Lebensmittel werden vermieden und es erfolgt in erster Linie eine flüssige Ernährung, um den Organismus zu schonen und den Körper optimal zu entgiften und zu entschlacken.
Wie lange man die Fastenphase ausdehnt, muss jeder für sich selbst entscheiden. Dem Einen fällt es leichter, dem Anderen schwerer, auf feste Nahrung zu verzichten.
Die Fastenzeit sollte jedoch mindestens 3 Tage und maximal 21 Tage andauern.
Es werden Smoothies, frisch gepresste Säfte und Suppen konsumiert.
Diese können nach Lust und Laune aus dem Rezeptteil ausgewählt oder selbst kreiert werden anhand der vorgegebenen Lebensmittel.

Hier ein Beispiel für 3 Detox-Fastentage mit Smoothies und Suppen:

Tag 1:

Morgens:	1 großes Glas warmes Wasser mit dem Saft einer halben Zitrone Super-Detox-Smoothie
Mittags:	Frucht-Avocado-Smoothie
Abends:	Detox-Suppe (die Hälfte zur Seite stellen für Tag 3)

Tag 2:

Morgens:	1 großes Glas warmes Wasser mit dem Saft einer halben Zitrone Match-Kick
Mittags:	Green-Power-Smoothie
Abends	Karotten-Tomatensuppe (Rest für einen der nächsten Tage verwahren.

Tag 3:

Morgens:	1 großes Glas warmes Wasser mit dem Saft einer halben Zitrone Apfel-Spinat-Smoothie
Mittags:	Grüne Vitaminbombe
Abends:	Detox-Suppe (Rest von Tag 1)

Zwischendurch **viel Wasser** und **ungesüßten Tee** trinken ! Wer einen Entsafter hat, kann als Zwischenmahlzeit einen frischen Obst-/Gemüsesaft trinken. Wer gerne gekaufte Säfte (ohne Zuckerzusatz !) trinken möchte, der sollte auf Bio-Qualität achten und auf jeden Fall nicht nur Obst- sondern auch Gemüsesaft trinken. Man kann zum Beispiel naturtrüben Apfelsaft mit Rote-Beete-Saft mischen. 1-2 Gläser reine Säfte können zusätzlich zu den Smoothies und Suppen getrunken werden.
Das Trinken hilft nicht nur beim entgiften, es hilft auch gegen den Hunger. Besonders heißer Tee wärmt den Bauch.

Diese Detox-Fasten-Phase kann bis zu 3 Wochen fortgeführt werden. Einfach Smoothies und Gemüsesuppen nach Lust und Laune kombinieren. Hier können auch eigene Drinks kreiert werden. Die Rezeptideen und Lebensmittel-Listen aus diesem Buch dienen als Grundlage.

Langfristiges Entgiften

Geeignete Lebensmittel zum Entgiften

Nach der Fastenphase kann wieder mittags eine leichte Mahlzeit gegessen werden, Tag für Tag wird eine weitere Mahlzeit hinzugefügt. Viele haben nach der strengen Diätphase einfach den Smoothie zum Frühstück beibehalten, um voller Energie in den Tag zu starten. Andere bevorzugen den Drink abends. Ohnehin sollte darauf geachtet werden, dass es sich beim Abendessen um die leichteste Mahlzeit des Tages handelt.
Je länger ausschließlich flüssige Nahrung aufgenommen wurde, desto schonender sollte der Körper wieder an gesunde, feste Nahrung herangeführt werden.
Doch welche Lebensmittel eignen sich besonders gut, um den Körper bei der Entgiftung zu unterstützen? Neben den bereits erwähnten Obst- und Gemüsesorten eignet sich Salat aller Art. Daneben sind folgende Lebensmittel hervorragend zum Entgiften geeignet:

Getreide und Hülsenfrüchte

- Kichererbsen
- Kidneybohnen
- Linsen
- Dinkel
- Roggen
- Buchweizen
- braunen Reis

- Haferflocken
- Quinoa
- Erbsen
- Hirse

Sonstige Zutaten

- Mandelmilch
- Kräuter
- Chili
- Kokosöl
- Nüsse
- Olivenöl
- Agavendicksaft
- Kerne
- Gemüsebrühe
- Mandelmus
- Gewürze
- Sprossen
- Hüttenkäse
- Molke
- Kartoffeln

Fleischsorten und Eiweißprodukte

- Lamm
- Huhn
- Pute
- Fisch
- Eier
- Rindfleisch nur in Maßen
- Tofu, Seitan und Lopino (vegan)

Besonders rotes Fleisch ist fettiger und somit kalorienhaltiger als weißes Fleisch. Daher sollte es nicht mehr als ein bis zweimal pro Woche gegessen werden. Hervorragende pflanzliche Eiweißquellen sind Hülsenfrüchte und Sojaprodukte. Die Lebensmittel aus der Liste können beliebig kombiniert werden und nach Wunsch gewürzt werden. Das tut dem Entgiftungsprozess keinerlei Abbruch und schadet auch nicht der weiteren Gewichtsabnahme.

Bonus: Detox-Plan für die Aufbauphase

An dieser Stelle habe ich noch eine Kleinigkeit für Sie. Hier können Sie sich **kostenlos** einen Plan für die ersten Aufbautage nach der Fastenzeit herunterladen. Auch hier gibt es Beispiele dafür, wie die Aufbautage aussehen können und noch ein paar zusätzliche, leckere Rezepte.

Link: www.kunterbunt-lecker.de/detox-infos/

oder schreiben Sie eine Email an:
kontakt@kunterbunt-lecker.de

Einen netten Austausch zum Thema Detox und gesunde Rezepte finden Sie in der Facebook-Gruppe zum Buch:
Detox - natürlich entgiften

Einfache Detox-Rezepte für jeden Tag

Viele Gerichte, die auf dem persönlichen Speisezettel stehen, können ganz einfach umgewandelt werden, wenn zum Beispiel ein paar Zutaten ersetzt oder gestrichen werden. Schließlich schmeckt eine Tomatensoße viel besser, wenn sie aus frischen Tomaten selbst gemacht wird und nicht mit Wasser aus dem Päckchen angerührt wird. Detoxen soll Spaß machen und wenn die Lebensmittel richtig kombiniert werden, wird daraus ein **langfristiger und nachhaltiger Lebensstil**.

Die Rezepte sind in der Regel für 1 Portion. Außer die Suppen und manche Salate.

Detox-Salate

Blumenkohl-Karotten-Salat

Zutaten

- 1 kleiner Kopf Blumenkohl
- 2 Karotten
- 1 säuerlicher Apfel
- 1 EL frisch gehackte Kräuter nach Wahl (Petersilie, Minze, Koriander)
- 1 EL Cranberrys, getrocknet
- 1 EL Rosinen
- 1 EL gehackte Walnüsse
- 1 EL Sonnenblumenkerne

Für das Dressing: Saft einer Zitrone, 1 EL Apfelessig, 1 EL Olivenöl, 1 TL Agavendicksaft, etwas Meersalz, Pfeffer aus der Mühle

Zubereitung
Den Blumenkohl putzen, die Karotten schälen. Beides roh in den Mixer geben. Die Kräuter hacken, den Apfel schälen und in Würfel schneiden. Alle Zutaten in eine Salatschüssel geben, das Dressing anrühren, darüber geben und genießen.

Gemüse - Salat mit Granatapfelkernen

Zutaten für 2 Portionen:

- 250 g Brokkoli
- 1/2 Granatapfel
- 100 g Champignons (braun)
- 1 reife Avocados
- 200 g Karotten
- 1/2 Zitrone
- 3 EL Öl
- 1/2 Bund Basilikum
- 50 g Sonnenblumenkerne
- Salz, Pfeffer

Zubereitung:

Brokkoli in Röschen teilen und ca. 4-5 Minuten in Salzwasser bissfest garen.
Anschließend abgießen und mit kaltem Wasser abschrecken.
Die Granatapfelkerne auslösen und die Champignons in Scheiben schneiden.
Die Avocado in Würfel und die Karotte in dünne Scheiben schneiden.
Aus Zitronensaft, Öl, Salz, Pfeffer das Dressing herstellen.
Basilikum in Streifen schneiden und mit dem Dressing und den Salatzutaten mischen. Mit den Sonnenblumenkernen bestreuen.

Schnelles Tomatencarpaccio mit Koriander

Zutaten

- 4 Eiertomaten
- 1 Bund Lauchzwiebeln
- 1 EL frisch gehackter Koriander
- etwas Balsamicoessig

Zubereitung

Die Tomaten in dünne Scheiben schneiden und auf einen Teller legen. Die Lauchzwiebeln putzen und in feine Ringe schneiden, den Koriander fein hacken und beides über die Tomaten geben. Mit etwas Balsamico besprenkeln.

Radieschensalat mit Rucola

Zutaten

- 1 Bund Radieschen
- 1 Bund Rucola
- 1 Zwiebel
- 1 EL Sonnenblumenkerne
- Saft von einer Zitrone
- 1 EL natives Olivenöl
- Pfeffer und Salz

Zubereitung

Aus Zitronensaft, Öl, Salz und Pfeffer ein Dressing anrühren. Die Radieschen putzen und in feine Scheiben schneiden, die Zwiebel schälen und hacken, den Rucola waschen und verlesen. Alles in eine Schüssel geben, mit dem Dressing vermischen und genießen.

Feldsalat mit Champignons

Zutaten

- 2 handvoll Feldsalat
- 8 braune Champignons (in Scheiben oder Würfel geschnitten)
- 1 kleine rote Zwiebel
- 5 Cocktailtomaten
- 1 TL Kokosöl
- 2 EL Balsamico
- 1 EL Olivenöl
- 2 EL Gemüsebrühe
- Salz, Pfeffer

Zubereitung

Champignons und Zwiebelwürfel im Kokosöl anbraten. Aus Olivenöl, Balsamico, Gemüsebrühe, Salz und Pfeffer ein Dressing zubereiten. Die Cocktailtomaten halbieren und mit dem Feldsalat und dem Dressing mischen. Anschließend mit den Champignons anrichten.

Warmer Kartoffelsalat mit Spinat

Zutaten

- 200 g Kartoffeln
- 80 g Babyspinat
- Gemüsebrühe
- 1 EL Olivenöl
- 1 TL Zitronensaft
- 2 EL Gemüsebrühe
- 1 TL körniger Senf

Zubereitung

Die Kartoffeln schälen und in Gemüsebrühe ca. 25 Min garen. Anschließend abschütten und etwas abkühlen lassen. Dann in Scheiben oder Würfel schneiden und aus Öl, Zitronensaft, Gemüsebrühe und Senf ein Dressing zubereiten. Alles vorsichtig miteinander vermengen. Mit Salz und Pfeffer würzen und lauwarm genießen.

Suppen

Detox-Suppe

Zutaten

- 250 Gramm Karotten
- 1 kleine Staudensellerie
- 1 Stange Lauch
- 1 TL natives Olivenöl
- 1 Liter Gemüsebrühe
- Schnittlauch zum Bestreuen
- Salz und Pfeffer nach Belieben

Zubereitung

Die Möhren, den Lauch und den Sellerie putzen, in Würfel schneiden. In einem Kochtopf in dem Olivenöl kurz andünsten und mit der Gemüsebrühe ablöschen. Köcheln lassen, bis das Gemüse weich ist, anschließend pürieren und abschmecken.

Karotten-Tomatensuppe

Zutaten

- 400 g Tomaten (aus der Dose)
- 2 rote Paprika
- 400 g Karotte
- 800 ml Gemüsebrühe
- Salz, Pfeffer, Oregano

Zubereitung

Karotten und Paprika würfeln und mit den Tomaten und der Gemüsebrühe 15 Minuten köcheln lassen. Anschließend pürieren und leicht mit Salz, Pfeffer und Oregano würzen.

Brokkoli-Suppe

Zutaten

- 300 g Brokkoli
- 100 g Kartoffeln
- 1 Schalotte
- 1 TL Olivenöl
- 450 ml Gemüsebrühe

Zubereitung

Kartoffeln und Schalotte würfeln und zusammen mit dem Brokkoli in Olivenöl kurz andünsten. Die Gemüsebrühe angießen und alles 15 Minuten köcheln lassen. Alles fein pürieren und mit Salz, Pfeffer und Muskat würzen.

Kürbis-Ingwer-Suppe

Zutaten

- 1 Butternut-Kürbis
- 1 Stück Ingwer (ca. walnussgroß)
- 2 Zwiebeln
- 2 Knoblauchzehen
- 1 EL Kokosöl
- 700 ml Gemüsebrühe
- ½ Limette
- Salz, Pfeffer
- 1 Chilischote (optional)

Zubereitung:

Den Backofen auf 220 Grad Ober-/Unterhitze vorheizen. Anschließend den Kürbis schälen, halbieren und die Kerne entfernen. Den Kürbis grob würfeln und im Backofen für ca. 30 Minuten garen.

In der Zwischenzeit die Zwiebel würfeln und den Knoblauch und den Ingwer sehr fein hacken. Öl in einem Topf erhitzen und Knoblauch, Zwiebeln und Ingwer darin andünsten.

Kürbis und Gemüsebrühe dazugeben und alles aufkochen lassen.

Anschließend wird die Suppe püriert. Die Limette auspressen und die Chilischote sehr fein hacken. Beides in die Suppe geben und diese zum Schluß noch mit Salz und Pfeffer würzen.

Cremige Kohlrabisuppe

Zutaten

- 2 Kohlrabi
- 2 Kartoffeln
- 750 ml Gemüsebrühe
- 150 ml Sojasahne
- 1 TL Öl
- Pfeffer und Salz
- Muskatnuss
- etwas frische Petersilie

Zubereitung

Das Gemüse schälen und in kleine Würfel schneiden, kurz in dem Öl andünsten. Mit der Brühe ablöschen und etwa 20 Minuten köcheln lassen. Anschließend pürieren, den Sahneersatz hinzugeben und mit den Gewürzen abschmecken. Mit Petersilie bestreut servieren.

Schnelle gelbe Paprikasuppe

Zutaten

- 3 gelbe Paprikaschoten
- 1 Liter Gemüsebrühe
- 100 Gramm Sojasahne
- 1 gekochte Kartoffel vom Vortag
- Salz und Pfeffer
- Kresse

Zubereitung

Die Paprika in feine Würfel schneiden und in der Gemüsebrühen aufkochen und zehn Minuten garen lassen. Die Kartoffel schälen, leicht zerdrücken und hinzugeben. Alles mit dem Stabmixer pürieren und den Sahneersatz zugeben, aufkochen lassen, in den Teller füllen und mit Kresse garnieren.

Süßkartoffelsuppe

Zutaten

- 250 Gramm Süßkartoffeln
- 1 Zwiebel
- 1 haselnussgroßes Stück Ingwer
- 1 TL Öl
- 300 ml Gemüsebrühe
- Salz und Pfeffer
- 1 El Koriander, fein gehackt

Zubereitung

Die Süßkartoffel gut waschen, aber nicht schälen, um die wertvollen Inhaltsstoffe zu bewahren, in kleine Stücke schneiden. Ingwer und die Zwiebel schälen, fein hacken und mit dem Öl in der Pfanne andünsten. Die Süßkartoffeln kurz mitdünsten, anschließend mit der Gemüsebrühe ablöschen. Etwa 20 Minuten köcheln lassen, dann die Suppe mit dem Stabmixer pürieren und den Gewürzen abschmecken. Mit Koriander bestreut servieren.

Gemüsegerichte für Mittag und Abend

Schnelles Kartoffelcurry

Zutaten

- 3 Kartoffeln
- 1 rote Zwiebel
- 1 haselnussgroßes Stück Ingwer
- 1 EL Currypaste
- 1 EL Öl
- 150 ml Kokosmilch

Zubereitung

Die Kartoffeln und die Zwiebel schälen, in kleine Stücke schneiden. Den Ingwer schälen und fein hacken. Ingwer und Zwiebeln kurz andünsten, die Kartoffeln und die Currypaste hinzugeben und kurz anbraten. Mit der Kokosmilch ablöschen und köcheln lassen, bis die Kartoffeln nach etwa 15–20 Minuten gar sind.

Brokkolipfanne

Zutaten

- 300 Gramm Brokkoli
- 1 Liter Gemüsebrühe
- 1 TL Olivenöl
- Saft von einer Zitrone
- 1 Zwiebel
- 1 Knoblauchzehe
- Salz und Pfeffer nach Belieben
- 1 EL Mandel-Blättchen (in einer Pfanne ohne Fett geröstet)

Zubereitung

Den Brokkoli putzen und in der Gemüsebrühe bissfest garen. Die Zwiebel und den Knoblauch schälen und fein würfeln, in dem Olivenöl glasig dünsten. Den Brokkoli abgießen, eine kleine Tasse Brühe auffangen und mit Salz, Pfeffer und Zitronensaft abschmecken. Brokkoli und Zwiebeln mischen, die Brühe darüber geben und mit den Mandelblättchen bestreuen.

Süßkartoffeln aus dem Ofen

Zutaten

- 1 Süßkartoffel
- 1 Tasse Kichererbsen, über Nacht eingeweicht und gekocht (alternativ aus der Dose)
- 1 TL Olivenöl
- Sprossen nach Wahl
- Salz und Pfeffer

Zubereitung

Die Süßkartoffel längs halbieren, mit Olivenöl einreiben und Salz und Pfeffer bestreuen und etwa 30 Minuten bei 180 Grad im Ofen backen. Die Kichererbsen abgießen, über einem Sieb abtropfen lassen, über die Süßkartoffeln geben und mit den Sprossen und der Kresse bestreuen.

Rote Bete provenzalisch

Zutaten

- 2 rote Beete
- 1 Lauchstange
- 1 EL Öl
- 1 EL Kräuter der Provence, getrocknet
- Kräutersalz, Pfeffer

Zubereitung

Die Rote Bete mit Handschuhen schälen, waschen und fein hobeln. In einer Pfanne mit dem Öl andünsten und die Kräuter hinzugeben. Mit einer halben Tasse Wasser ablöschen und etwa 15 Minuten bissfest dünsten. In der Zwischenzeit den Lauch waschen, putzen und in Scheiben schneiden. Etwa fünf Minuten mitdünsten. Mit Salz und Pfeffer abschmecken. Dazu schmecken Pellkartoffeln.

Warmer Gemüsesalat

Zutaten

- 2 Paprikaschoten
- 2 Möhren
- 1 Zucchini
- 2 Kartoffeln
- 1 Zwiebel
- 2 TL Öl
- 3 El frisch gepresster Orangensaft
- 3 EL Gemüsebrühe
- Salz und Pfeffer
- 1 EL frische gehackte Minze

Zubereitung

Das Gemüse putzen und in mundgerechte Stücke schneiden. Alles in einen Plastikbeutel geben, das Öl sowie Salz und Pfeffer hinzugeben und gut durchschütteln. In eine Auflaufform geben und bei 250 Grad etwa 20 bis 25 Minuten rösten, zwischendurch wenden. Den Orangensaft mit der Brühe, der gehackten Minze, Salz und Pfeffer vermischen und über das warme Gemüse geben und servieren.

Rosenkohl mit Aprikosen und Sonnenblumenkernen

Zutaten

- 300 g Rosenkohl
- 3 Möhren
- 1 Knoblauchzehen
- Ein hasenlnussgroßes Stück frischer Ingwer
- 1 EL Öl
- Saft einer halben Orange
- 100 ml Gemüsebrühe
- Salz und Pfeffer
- Kreuzkümmel
- 40 g getrocknete Aprikosen, über Nacht einweichen
- 1 EL Sonnenblumenkerne

Zubereitung

Den Rosenkohl putzen, waschen und am Stiel kreuzweise einritzen. Die Möhren schälen und in feine Scheibchen schneiden, den Ingwer und den Knoblauch schälen und fein hacken. Alles mit dem Öl in einer Pfanne kurz andünsten und mit den Gewürzen abschmecken, dann mit Brühe und Orangensaft ablöschen. Zehn Minuten dünsten, währenddessen die eingeweichten Aprikosen in Streifen schneiden und dazugeben. Schließlich die Sonnenblumenkerne in einer Pfanne ohne Fett anrösten und über den fertigen Rosenkohl geben.

Frühstück

Ein Smoothie als Frühstück bietet sich an. Die meisten bleiben dabei. Wer aber auch gerne mal etwas löffeln möchte, der kann sich auch eine Smoothie-Bowl, ein Müsli oder ein Porridge zubereiten.

Apfel-Müsli

Zutaten für 1 Portion

- 1 geriebener Apfel
- 200 g Sojajoghurt
- 2 EL Haferflocken

mit etwas frischem Orangensaft glattrühren.

Superfood - Smoothie - Bowl

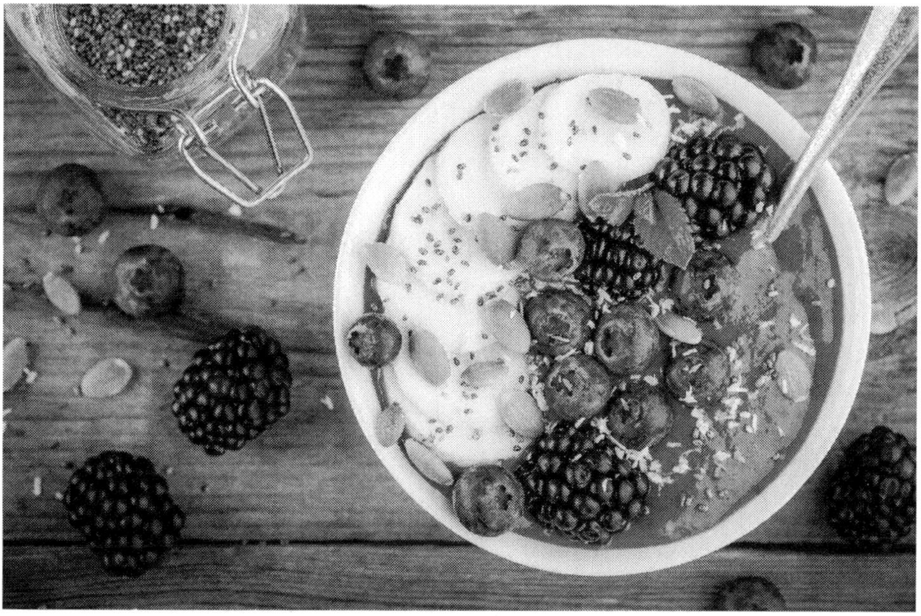

Zutaten für 1 Portion

- 1 Banane
- 100 g TK Heidelbeeren
- 150 ml Mandelmich
- 1 EL Haferflocken
- 1 TL Chiasamen
- 1 TL Leinsamen

Topping

- Beeren
- Bananenscheiben
- Kürbiskerne
- Kokosflocken
- Chiasamen

Alle Zutaten für die Smoothie- Bowl im Mixer gut durchmixen. In Schalen füllen und nach Belieben mit Topping dekorieren.

Frühstücksporridge

Zutaten für 1 Portion

- 150 ml Mandelmilch
- 40 g Haferflocken
- 1 Banane (mit der Gabel zerdrückt)
- 1 TL Leinsamen
- Zimt/Vanille
- Honig oder Reissirup (optional)

Topping nach Geschmack

z.B. Obst, Beeren, Nüsse, Kokosflocken, ...

Zubereitung:

Mandelmilch aufkochen. Haferflocken, Banane und Leinsamen einrühren und ca. 10 Minuten köcheln lassen. Zwischendurch immer mal umrühren.

Mit Zimt und Vanille abschmecken. Ggf mit Honig, Reissirup oder ähnlichem süßen. Wenn die Banane schön reif ist, ist das Porridge aber schon süß genug.

Mit einem Topping nach Wunsch in einer Frühstücksschale anrichten.

Snacks

- Obst (z.B. ein Apfel, 1 Birne….)
- Gemüse-Rohkost
- 5 Stück Trockenobst und 5 Mandeln
- 150 ml warme Mandelmilch
- Smoothie

Gegen den Hunger zwischendurch wirkt ein warmer Ingwer-Tee. Der stärkt außerdem das Immunsystem und regt den Stoffwechsel an.

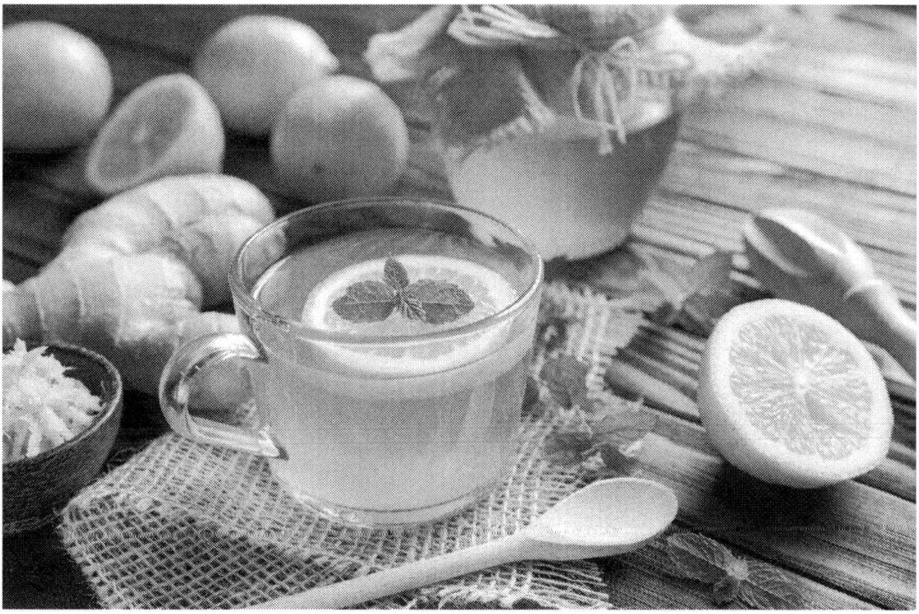

Zusätzliche Detox-Tipps:

Detox-Booster: Leberwickel

Um die Detox-Wirkung zu verstärken können Leberwickel gemacht werden. Dazu eine Wärmflasche in ein feuchtes, warmes Handtuch wickeln und halbrechts auf den Oberbauch legen. Ein großes, trockenes Handtuch darum legen und 15-30 Minuten entspannen.

One apple a day keeps the doctor away

Ein Apfel am Tag wirkt Wunder. Der Apfel bindet Giftstoffe im Darm, die daraufhin ausgeleitet werden.

Effektive Selbstmassage

Massagen steigern die Durchblutung und regen den Lymphfluss an. Mit einer Hautbürste von den Füßen an aufwärts den Körper mit kreisenden Bewegungen massieren. Am besten wird diese Massage vor dem Duschen durchgeführt, da dann unter der Dusche die abgestorbenen Hautpartikel direkt abgespült werden.

Viel trinken

Täglich mindestens 2-3 Liter Wasser und ungesüßten Tee

Sport/Bewegung

Das Gewebe wird besser mit Sauerstoff versorgt und der Lymphfluss angeregt. Giftstoffe können schneller aus dem Körper abtransportiert werden.
Besonders gut ist die Bewegung an der frischen Luft.

Sauna

Ein Saunagang unterstützt die Entgiftung des Körpers über die Haut

Stress reduzieren

Zu viele Stresshormone sind ungesund. Es sollte unbedingt über eine Veränderung der Lebensweise nachgedacht werden.

Viel Obst und Gemüse

Je mehr Obst und Gemüse, desto besser. So erhält der Körper die optimale Nährstoffversorgung.
Am besten Obst und Gemüse roh verzehren !
Tipp: Artischocke ! Die Artischocke regt die Galle an. So werden Giftstoffe besser abtransportiert.

Wechseldusche

Wechselduschen machen wach und frisch und regen die Durchblutung an. Abwechselnd heiß und kalt abduschen und mit kalt abschließen.

Vitamin C

Es bindet Schwermetalle und schützt die Leber. Neutralisiert freie Radikale stärkt das Immunsystem, strafft die Haut und das Gewebe.

Chlorella-Alge

reinigt verschlackte Zellen und bindet Umweltgifte. Enthält viele Vitamine, Mineralien, Spurenelemente und Aminosäuren. Ein Tipp für Vegetarier und Veganer: Die Chlorella-Alge enthält viel **Vitamin B12** !

Kurkuma (Gelbwurz)

Das Gewürz wirkt entschlackend und regt Leber- und Gallenfluss an. Es wirkt gegen Bakterien und Pilze im Darm. 1 TL auf ein Glas Wasser. Kurz aufkochen und heiß trinken

Leseprobe: Darmsanierung - Der Weg zum gesunden Darm

Schonende Darmreinigung als Vorbeugung gegen Darmkrankheiten, Basis für eine erfolgreiche Gewichtsabnahme, zum entschlacken, entgiften und Stoffwechsel anregen

..........Die Darmreinigung

Das Ziel der Darmreinigung ist es, den Darm von Schadstoffen oder Abfallstoffen des Körpers zu befreien und ihn zu reinigen. Die Darmreinigung führt dazu, dass die Bakterien, die dem Menschen schaden können, aus dem Körper ausgeschwemmt werden und Platz machen für die guten Bakterien. Eine gesunde und neue Darmflora aufzubauen sollte das Ziel jeder erfolgreichen Darmreinigung sein.
Viele Anwender berichten davon, sich nach der Darmreinigung wie neu geboren zu fühlen. Die Lebensqualität steigt, da die Menschen anfangen bewusster mit sich und ihrem Körper umzugehen. Der Wunsch nach einer Entschlackung findet immer mehr Zuwendung.

Die Gründe für eine Darmreinigung

Diese sind vielfältiger Natur. Viele Menschen unterziehen sich einer Reinigung, weil sie unter gewissen Krankheitssymptomen leiden. Einige Menschen wünschen sich einen Neuanfang und möchten ihren Körper schonend von allen "Altlasten" befreien. Der Wunsch nach einer gesunden Gewichtsreduktion sorgt ebenfalls dafür, dass der Betroffene sich mit der Darmreinigung auseinandersetzt.

Übersicht der Gründe für eine Darmreinigung:

- **Das Vorliegen von Krankheitssymptomen** (Durchfälle, Verstopfungen, Blähungen, Übelkeit, Erbrechen ect.)
- **Verdauungsstörungen**
- Eine zurückliegende Einnahme von **Antibiotikum**
- Das Einnehmen von **Medikamenten**
- Der Wunsch nach einer **Gewichtsreduktion**
- Die Sorge um die eigene **Gesundheit**
- Der Wunsch nach einer **gesünderen Lebensweise**
- **Wechseljahrsbeschwerden**
- Der Wunsch nach einer **Entschlackung**
- **Erschöpfungszustände**

Die Gründe für eine Darmreinigung sind somit vielfältig und ganz individuell.

Zusätzliche Tipps während einer Darmreinigung

Während einer laufenden Darmsanierung, sollten einige Tipps beachtet werden, damit diese Reinigung noch erfolgreicher und schneller verlaufen kann.

1. Die Ernährung
Die begleitende Ernährung sollte frei von Fast Food und Fertigprodukten sein. Die Mahlzeiten sollten frisch gekocht werden.

Es sollte darauf geachtet werden, dem Körper möglichst viele **Bitterstoffe** zuzuführen, da diese die **Leber** unterstützen. Die Leber ist das Hauptentgiftungsorgan des menschlichen Körpers. Damit sie ihre Funktion im vollen Maße ausführen kann, benötigt sie Bitterstoffe, die mit der Nahrung zugeführt werden.

Die Leber unterstützt den Körper bei der Regeneration und bei der Darmreinigung effektiv. Bitterstoffe finden sich in allen Wildpflanzen, aber auch Chicoree und Artischocken enthalten reichlich Bitterstoffe.

Mineralstoffe sollten in der Nahrung ausreichend vorhanden sein. Im Alltag begegnen uns viele Dinge, die dafür sorgen, dass unser Körper übersäuert. Dazu gehört Fast Food, Alkohol, Nikotin, Stress und einige Medikamente. Da die Nahrung, die täglich zugeführt wird, in der Regel zu wenig Mineralien enthält, ist es dem Körper nicht möglich, diese Übersäuerung zu bekämpfen. In diesem Fall greift der Körper auf die eigenen

Speicher zurück und entleert diese um die Säuren ausreichend zu neutralisieren.

Jede Zelle und jeder Körpervorgang benötigt zur vollen Funktion Mineralstoffe. Gerade die Gehirn- und Herzfunktion wird maßgeblich durch diese Stoffe beeinflusst. Sind nicht genügend Mineralstoffe vorhanden, kommt es zu einer Funktionseinschränkung vieler Vorgänge im Körper.

Diese Funktionsverluste machen sich in körperlichen oder psychischen Symptomen bemerkbar. Das erste Anzeichen für einen Mangel an Mineralstoffen ist eine depressive Verstimmung. Aber auch brüchige Fingernägel und glanzloses Haar können ein Hinweis darauf sein, dass der Mensch über zu wenig Mineralstoffe verfügt.

Eine säurebildende Ernährung sollte aufgrund dessen gemieden werden.
Die Einnahme von Nahrungsergänzungsmitteln sollte mit Vorsicht genossen werden. Es empfiehlt sich, ein hochwertiges Produkt zu wählen. Durch die große Auswahl gelingt es vielen Menschen nicht, das richtige Produkt für sich zu finden. Es empfiehlt sich, dass der Anwender vorab ein Gespräch mit seinem Apotheker oder behandelnden Arzt führt. Dieses Beratungsgespräch gibt Aufschluss über das richtige Nahrungsergänzungsmittel. Gerade wenn mehrere Medikamente eingenommen werden müssen, ist ein Gespräch mit einem Mediziner von Nöten.

Ein besonders hochwertiges Nahrungsergänzungsmittel ist die **AFA-Alge**, da sie viele hochwertige Mineralstoffe enthält. Diese

Alge enthält Vitamine, Eisen, Zink und Magnesium. Diese Nährstoffe sind vor allem für einen gesunden Knochenaufbau und ein funktionierendes Immunsystem von Nöten. Ebenso enthält die Alge nicht essentielle und essentielle Aminosäuren (diese sind wichtig für die Gehirnfunktion und die Funktion des zentralen Nervensystems), Carotine (Schutz vor freien Radikalen und Zellentartung) und mehrfach ungesättigte Fettsäuren.

2. Die Getränke

Es empfiehlt sich, täglich **frisch gepresste Gemüse- oder Fruchtsäfte** zu sich zu nehmen. Frisch gepresste Säfte (am Besten mit einigen Kräutern) unterstützen die Darmsanierung wirkungsvoll und sorgen für einen angekurbelten Stoffwechsel.

Der Pflanzenfarbstoff Chlorophyll erweist sich als nützlicher Begleiter. Er versorgt die menschlichen Zellen mit ausreichend Sauerstoff und spaltet Kohlendioxid auf. Chlorophyll ist imstande Schadstoffe und auch Stoffwechselprodukte aus dem Körper zu entfernen. Das Blut wird regeneriert und der Ph-Wert des Körpers wird neutralisiert.

Es sollte darauf geachtet werden, dass **viel Wasser** getrunken wird (am Besten ohne Kohlensäure). Stilles, qualitativ hochwertiges Wasser ist die perfekte Ergänzung während einer Darmreinigung.

Der Körper braucht in dieser Phase besonders viel Flüssigkeit. Dies sorgt dafür, dass die Schadstoffe schneller abtransportiert werden können.

3. Der Aufbau einer natürlichen Darmflora
Der Darm sollte nicht nur gereinigt werden. Es ist wichtig, dass der Darm die Chance bekommt, eine gesunde Darmflora aufzubauen. Zu diesem Wiederaufbau eignen sich verschiedene Präparate, die nützliche Darmbakterien enthalten.

4. Die tägliche Bewegung
Sie ist ein wichtiger Begleiter während einer Darmreinigung. Diese tägliche Bewegung kann in Form von **Sport** oder langen **Spaziergängen** stattfinden. Je mehr der Mensch sich bewegt, umso mehr wird die Darmperistaltik unterstützt und der Darm kann sich leichter reinigen.

Positive Veränderung des Körpergefühls

Ab wann sich eine Veränderung im Körper einstellt und ab wann der Mensch diese Veränderung wahrnimmt ist ganz individuell. Grundsätzlich wird die menschliche Haut und das Blut in unserem Kreislauf alle vier Wochen erneuert.

Eine spürbare Veränderung durch eine Darmsanierung kann nur dann eintreten, wenn auf eine ausreichende und konsequente Ernährungsumstellung geachtet wird.

Wenn der Anwender jahrelang zuvor Medikamente zu sich genommen hat oder ein vermehrter Alkohol- oder Nikotinkonsum stattgefunden hat, kann die spürbare Veränderung sich verzögern.

Der Erfolg einer Darmreinigung hängt von vielen Faktoren ab. Sollte der Anwender vorab besonders symptomgeplagt gewesen sein, wird er diese Veränderung stärker wahrnehmen, als jemand der diese Reinigung nur durchführt, um seinen Darm zu entschlacken.
Der Erfolg einer Darmreinigung hängt von der Dosis, der Art der Anwendung und der Dauer ab…………

Für mehr Informationen zum Darm, seinen Funktionen und möglichen Funktionsstörungen empfehle ich das komplette Buch zu lesen. Es enthält außerdem noch eine **Anleitung für eine schonende Darmreinigung zu Hause** und viele

Tipps zur Darmgesundheit. **Eine Detox-Kur und eine Darmreinigung lassen sich hervorragend kombinieren.**

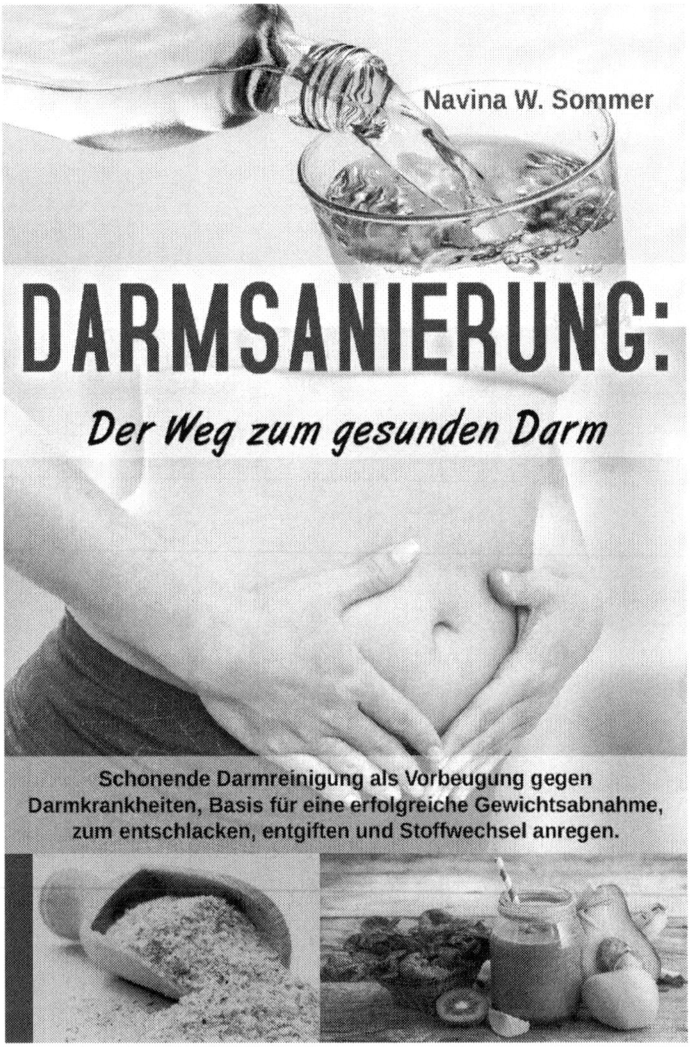

Weitere Buchempfehlungen

<u>Abnehmen mit CLEAN EATING und SUPERFOODS</u>. Mit gesunder Ernährung den Stoffwechsel ankurbeln und das Wunschgewicht erreichen. Optimale Nährstoffversorgung durch frische, naturbelassene Lebensmittel

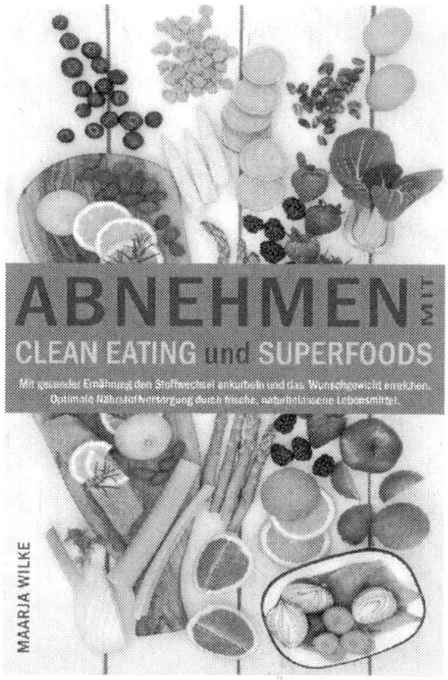

Clean Eating und auch ***Superfood*** sind mittlerweile weit verbreitete Begriffe, wenn es um eine gesunde Ernährung geht.
Sie möchten sich mit frischen, naturbelassenen Lebensmitteln ernähren und dadurch Ihren Stoffwechsel anregen und sich optimal mit allen Nährstoffen versorgen ?
Ohne Verzicht und Hunger fit und vital werden ?
Dann ist dieses Buch genau das Richtige für Sie.

In diesem Buch erfahren Sie:

- was Clean Eating ist
- was Superfoods sind
- welche Superfoods es gibt
- wie Clean Eating und Superfoods Ihnen zu Ihrem Wunschgewicht verhelfen
- was bei Clean Eating alles auf den Speiseplan darf
- warum es sich nicht um eine Diät handelt
- leckere Superfood-Rezepte
- und vieles mehr

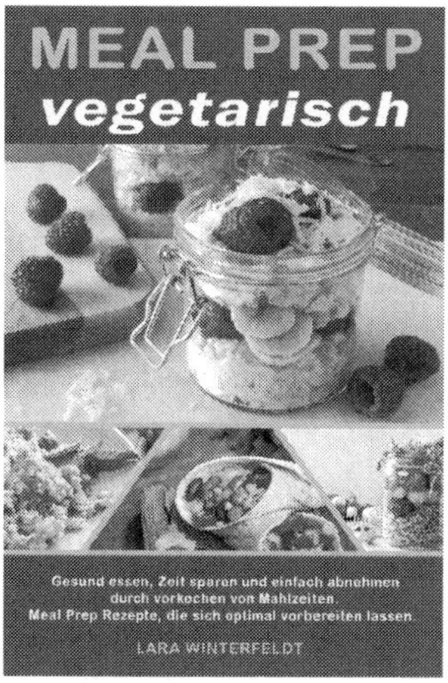

MEAL PREP vegetarisch. Gesund essen, Zeit sparen und einfach abnehmen durch vorkochen von Mahlzeiten. Meal Prep Rezepte, die sich optimal vorbereiten lassen.

Meal Prep ist die Abkürzung für Meal Preparation und bedeutet, dass Sie Ihre Mahlzeiten vorbereiten. Das ist ideal um

- sich gesund zu ernähren
- Zeit zu sparen
- nicht vor lauter Hunger zu Fastfood und Fertiggerichten zu greifen
- abzunehmen

Meal Prep macht es Ihnen somit leicht, sich gesund zu ernähren und abzunehmen. Denn gerade wenn man abnehmen möchte ist Vorbereitung wichtig. Wenn Sie Hunger haben, müssen Sie nicht lange überlegen was Sie essen und nicht lange kochen. Sie greifen einfach auf die gesunden und leckeren Sachen zurück, die vorbereitet in Ihrem Kühlschrank stehen.Ob nach Feierabend, unterwegs oder im Büro, Sie sind immer optimal vorbereitet.Vielleicht klingt Meal Prep im ersten Moment nach viel Arbeit, aber das ist es nicht. Im Endeffekt sparen Sie Zeit, wenn Sie nicht täglich kochen müssen. Probieren Sie es einfach mal aus und lassen Sie es sich schmecken !

Bunte Buddha Bowls.

Einfache, gesunde Rezepte für den ganzen Tag - Ideal auch zum abnehmen

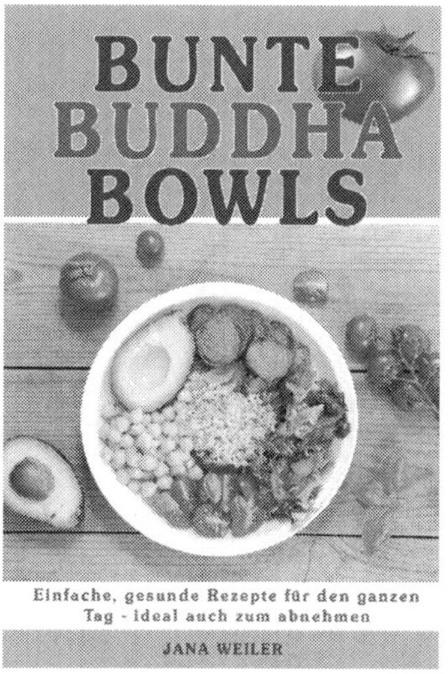

Wenn Sie immer auf der Suche nach gesunden und leckeren Rezepten sind, die schnell zuzubereiten sind und auch für unterwegs geeignet sind, dann schauen Sie sich dieses Buch unbedingt auch einmal an.

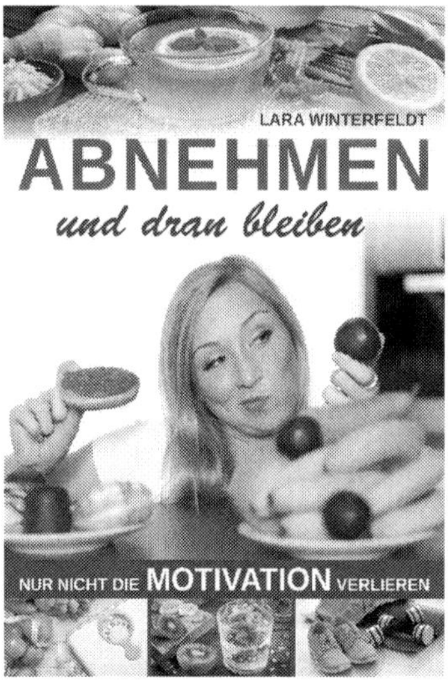

MOTIVATION + Formulare zum Download !

Abnehmen und dran bleiben - nur nicht die Motivation verlieren

Schnell ein paar Kilogramm abnehmen, das ist gar nicht schwer. Aber motiviert bleiben und dauerhaft die Ernährung umzustellen, das ist gar nicht so einfach. Wenn Ihnen auch die Motivation früher oder später jedes Mal verloren geht, und Sie diesmal dran bleiben möchten, dann schauen Sie sich dieses Buch unbedingt einmal an.

Der optimale Begleiter bei einer Gewichtsabnahme !

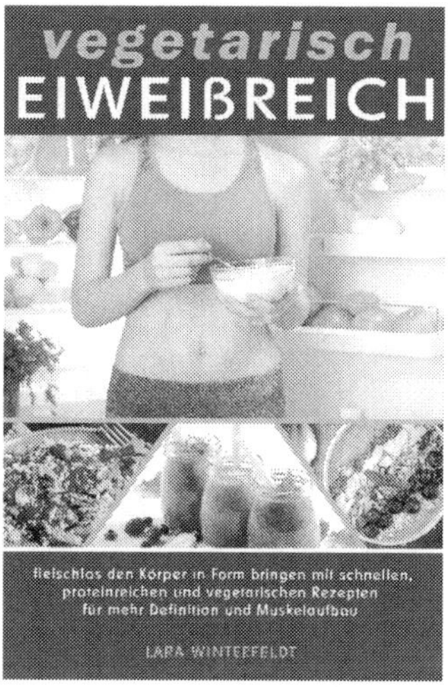

Vegetarisch EIWEIßREICH - fleischlos den Körper in Form bringen mit schnellen, proteinreichen und vegetarischen Rezepten für mehr Definition und Muskelaufbau

Im Rahmen einer vegetarischen Ernährung kommt häufig die Aufnahme von Proteinen zu kurz. Eiweiß ist jedoch unheimlich wichtig für unseren Körper. Besonders wenn wir Sport machen und unseren Körper definieren oder Muskeln aufbauen wollen, ist Eiweiß wichtig. In diesem Buch gibt es viele Infos rund um Proteine, Übungen für den Muskelaufbau und leckere Rezepte .

Noch ein wichtiger Hinweis:

Der Inhalt dieses Ratgebers wurde sorgfältig recherchiert. Dennoch **ersetzt er keine Beratung eines fachkundigen Arztes oder Heilpraktikers.** Die Informationen wurden nach bestem Wissen zusammengetragen, jedoch übernimmt der Autor keine Haftung für eventuelle Schäden, die aus der Anwendung der Ratschläge entstehen.

Haftungsausschluß
"Die Verwendung der Informationen in diesem Buch und die Umsetzung derselben erfolgt ausdrücklich auf eigenes Risiko. Der Autor kann aus keinerlei Rechtsgrund die Haftung übernehmen. Haftungsansprüche gegen den Autor für Schäden jeglicher Art die durch die Nutzung der Informationen in diesem Buch enstanden sind, bzw. durch die Nutzung fehlerhafter und / oder unvollständiger Informationen verursacht wurden, sind ausgeschlossen. Folglich sind auch Rechts- und Schadenersatzansprüche ausgeschlossen. Der Inhalt dieses Werkes wurde mit größter Sorgfalt erstellt und überprüft. Der Autor übernimmt keine Gewähr und Haftung für die Aktualität, Korrektheit, Vollständigkeit und Qualität der bereitgestellten Informationen. Druckfehler können nicht vollständig ausgeschlossen werden. Weiterhin beruht der Inhalt dieses Werkes auf persönlichen Erfahrungen und Meinungen des Autors. **Der Inhalt darf nicht mit medizinischer Hilfe verwechselt werden.**"

Impressum

1.Auflage (02/2018)

Kontakt: Verena Matzke, Käthe-Kollwitz-Str. 38, 50181 Bedburg

kontakt@kunterbunt-lecker.de

Fotos: Fotolia

Formatierung: Navina W. Sommer

11259094R00063

Printed in Germany
by Amazon Distribution
GmbH, Leipzig